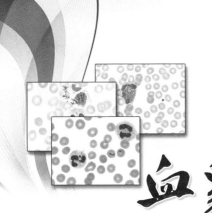

血象——

外周血细胞图谱

Atlas of Peripheral Blood Cell Morphology

主编 张时民 王 庚

编者（按姓氏笔画排序）

王 欣 中国医学科学院北京协和医学院北京协和医院

王 庚 中国医学科学院北京协和医学院北京协和医院

王剑飚 上海交通大学医学院附属瑞金医院

孙宏华 广州中医药大学祈福医院

李丽娜 北京市第一中西医结合医院

张时民 中国医学科学院北京协和医学院北京协和医院

阿不来提江·买合木提 新疆维吾尔自治区维吾尔医医院

唐圣闻 首都医科大学附属北京世纪坛医院

常世卿 河南省洛阳正骨医院

樊爱琳 西京医院

人民卫生出版社

图书在版编目(CIP)数据

血象:外周血细胞图谱/张时民,王庚主编. —北京:
人民卫生出版社,2016

ISBN 978-7-117-23323-1

Ⅰ.①血… Ⅱ.①张…②王… Ⅲ.①外周血-血细
胞-图谱 Ⅳ.①R322.2-64

中国版本图书馆 CIP 数据核字(2016)第 228384 号

人卫智网	www.ipmph.com	医学教育、学术、考试、健康,
		购书智慧智能综合服务平台
人卫官网	www.pmph.com	人卫官方资讯发布平台

血象——外周血细胞图谱

主　　编:张时民　王　庚
出版发行:人民卫生出版社(中继线 010-59780011)
地　　址:北京市朝阳区潘家园南里 19 号
邮　　编:100021
E - mail: pmph @ pmph.com
购书热线:010-59787592　010-59787584　010-65264830
印　　刷:北京铭成印刷有限公司
经　　销:新华书店
开　　本:787×1092　1/16　印张:13
字　　数:246 千字
版　　次:2016 年 12 月第 1 版　2024 年 3 月第 1 版第 10 次印刷
标准书号:ISBN 978-7-117-23323-1/R·23324
定　　价:158.00 元

打击盗版举报电话:010-59787491　E-mail:WQ @ pmph.com
(凡属印装质量问题请与本社市场营销中心联系退换)

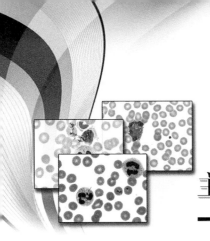

主编简介

张时民

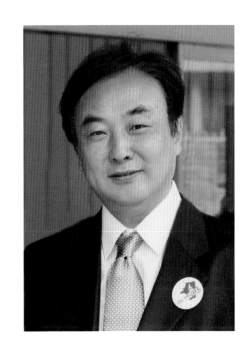

北京协和医院检验科副主任技师,北京协和医学院临床检验诊断学系血液体液教研组长,临床医学专业(8年制)实验诊断学和成教学院教师。从事临床基础检验专业的常规工作、教学及科研工作37年。中华医学会检验分会第七、八届临床血液体液学组委员;中国医学装备协会检验医学分会委员;中国卫生摄影协会摄影教育与研究分会常委;张江细胞形态学技术中心副主任;《临床检验装备杂志》副主编;国家卫生计生委临床检验中心特聘技术专家、中国医学装备协会临床检验装备技术专业委员会评审专家、中国合格评定国家认可委员会(China National Accreditation Service for Conformity Assessment, CNAS)评审员。《中华检验医学杂志》《实用检验医师杂志》《中国临床医生》等多本专业杂志的编委、特约编委和编审专家等。

撰写专业论文、综述、病历报道、科普文章等60余篇,参加编写教材、专著、词典等40多部,主编专著有《临床检验316个怎么办》《实用尿液有形成分分析技术》《检验与临床诊断全科医师分册》《实用尿液分析技术与临床》《实用尿液有形成分图鉴》等8部,副主编专著有《临床检验诊断学图谱》《临床检验装备大全·仪器与设备》《临床检验装备大全·试剂与耗材》等10部。

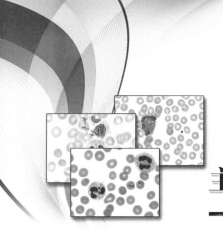

主编简介

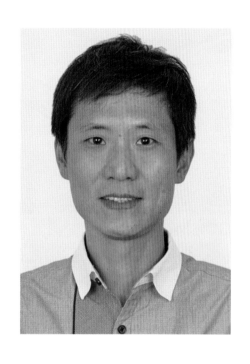

王庚

毕业于北京协和医科大学成教学院临床检验专业，1998年起就职于北京协和医院检验科临床检验组，主要从事临床血液检验工作，兼任北京协和医学院临床检验诊断学系血液体液教研室教师。

2004年开始在科室负责美国病理学家协会（College of American Pathologists，CAP）认证过程中的血细胞形态及血液内寄生虫的室间质评，同时担负科室参与的WHO血细胞形态及血液寄生虫国际室间质评，国家卫生计生委临床检验中心和北京市临床检验中心的室间质评工作。2008年和2014年两阶段在北京协和医院血液内科骨髓室进修细胞形态学15个月。在北京协和医院检验科制定多种型号血细胞分析仪复检规则工作中负责外周血细胞形态学观察。在国家核心期刊发表论文2篇，参与编写寄生虫专著一部。在外周血细胞形态学、血液寄生虫检验方面具有丰富的工作经验。

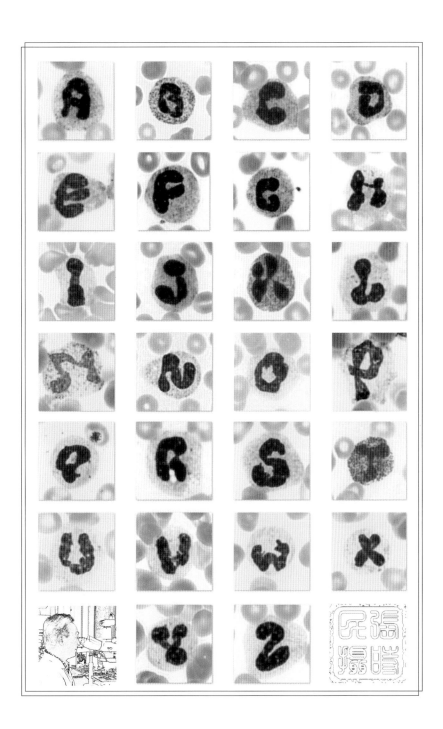

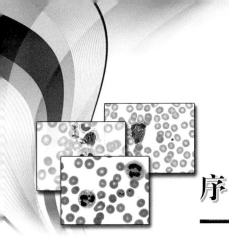

序

张时民教授是北京协和医院检验科副主任技师,曾担任多年临床检验专业组长,现在还兼任北京协和医学院临床检验诊断学系血液体液检验教研室组长。我们最初在1987年苏州召开的首届全国中青年检验学术会议上认识,当时我们都是会议代表。1988年我们俩又是WHO于我国主办的血液质控学习班同学,有了更多的交往。国际血液学标准化委员会(International Council for Standardization in Haematology,ICSH)当年的主席Luies教授亲自任讲师,我国检验医学届泰斗叶应妩教授任这次学习班的班长。

近30年来我们在学术上有多次合作,从他身上我学到了许多。他虽然最初只是中专毕业,后来又读到大专学历,但他自学上进,至今学识和学术地位都达到很高的水平。在北京协和医学院这样的国内最高医学学府,他为八年制医学生授课达 20 余年。他勤于学习、善于总结,发表了多少篇论文我也没统计过,但近十余年来我与他合作(作为主编,副主编或编者)出版的专著和教材有十部之多,还共同参与许多专家论坛、共识和行业标准的写作。他关心我国检验医学事业的发展,近五年来他为纠正业界忽视形态学检验的倾向,正确使用自动化仪器做了大量工作。据我了解,这几年他和我科的马骏龙、乐家新等国内从事临床检验专业及形态学的专家一起,经常到全国各地讲学,现今全国临床检验专业开始重视形态学检验,张时民教授等所做的努力功不可没。他曾经主编出版过一些尿液有形成分图谱类专著,受到广泛欢迎,很有影响,相信他这次集多年经验撰写的《血象——外周血细胞图谱》会对临床检验专业人员重视显微镜复检、重视仪器分析与形态学结合、重视形态学检验起到积极的作用,对提高国内临床检验专业人员,特别是年轻检验工作者的形态学检验水平有很大帮助。

他为人谦和,不争名利,从无怨言。更难能可贵的是他如今已经 58 岁了,科里的日常工作和教学工作都很忙,社会上的专业事务性工作也很多,但他仍然坚持战斗在临检工作的第一线,每天都会从血、尿、便三大常规检验工作中发现问题,解决问题,总结经验。张时民教授不愧是国内优秀的检验技师。

中国医学装备协会检验医学分会　主任委员

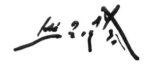

2016 年 9 月

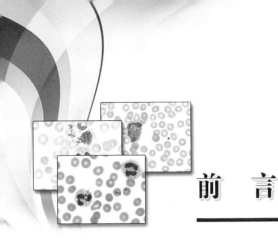

前　言

　　《血象——外周血细胞图谱》是一本基于外周血细胞形态学检验与分析的工具书,告诉你有关血细胞自动化分析与显微镜复检的相关问题,包括如何复检、复检什么、关注什么、复检的价值等。在当今以各种血细胞分析仪作为血常规主流检验设备的大环境下,在现有的技术条件下如何能够有效的补充血细胞分析仪在性能和能力上的不足,特别是异常细胞形态分析上的不足,有针对性地进行形态学检验和复检,是临床检验中的一个基本原则和做法,也是一个医院、科室和个人能力的重要体现。本书以外周血液细胞形态为主,注重常规工作中的常见问题,以显微镜检查、规则、要求、做法和经验为主线,面向临床检验工作者。书中包括642幅彩图,从血涂片制备开始,包含红系统细胞形态、白系统细胞形态、血小板形态、常见血液系统疾病外周血细胞形态和血液寄生虫几大主题内容,涵盖了外周血细胞检验方方面面的内容。除了大量常见的细胞形态学图像外,更收录有作者多年来积累的多种少见和罕见的细胞形态图像资料,具有较高的参考价值。本书除特别注明外,均采用瑞-姬染色法,物镜采用油镜(×100)放大倍率,显微镜配合专业 CCD 相机拍摄。

　　本书主编在北京协和医院从事临床基础检验专业工作30多年,立足常规检验工作,注重形态学检验技术,在北京协和医院这个广阔平台上积累了大量形态学的数字图像资料和病例资料,有丰富的临床检验工作经验,在国内检验界有一定影响力。

　　本书为彩图图谱,配合相应的细胞形态特点描述和诊断价值的方式进行编写,希望对临床检验工作者、大专院校专业教师与学生有所帮助,希望成为日常临床检验工作中的一本有价值的参考工具书,同时可作为血细胞形态学检验技术培训与继续教育的参考教材与图谱,还可作为进修培训、在职教育的辅助教材和资料。

本书内封使用的"细胞字母"图和封底使用的"I LOVE YOU"图由北京协和医院张时民在显微镜下拍摄和制作。本书封面题字"血象"是北京电影学院动画学院陈曦老师题写,特此致谢。

编 者

2016 年 7 月

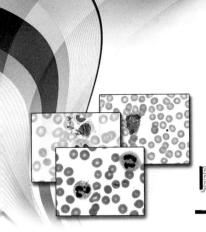

目　录

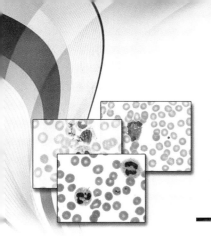

绪　论

血细胞分析自动化与显微镜复检应关注的问题

由于血细胞分析仪具有快速、准确和便捷等优势,60多年来一直在改变实验室血常规检验方法与检验流程。近年来由于各种新技术的使用,血细胞分析仪检测性能越来越强大,检测参数也越来越多,特别是具有白细胞五分类技术的仪器的普及应用和全自动流水线化的血细胞分析系统的使用,使得实验室越来越依赖这样的设备来完成日常血常规检验工作。在样本量加大和人员缺乏这种特定环境条件下,外周血涂片检查的重要性被淡化和忽视,以致造成一些漏诊与错误。这种现象已经引起临床检验界的重视,因此P. W. Barnes等教授倡导并组成了国际血液学复检专家组(International Consensus Group for hematology Review),并在2005年制定了自动血细胞计数和白细胞分类计数的复检标准,该标准被国际实验血液学学会(ISLH)作为一个推荐方法介绍给全球使用各种自动化血液分析系统的专业人士参考。中华医学会检验分会也于2006年组成全国血液学复检专家小组对该标准进行了标准的释义并将其发表,这就是我们所熟悉的41条筛检规则。而采用不同的血细胞分析系统,建立与各自医疗单位和服务人群相适应的复检规则也成为血液分析仪的用户单位的重要工作,这也是原卫生部实验室管理办法和ISO 15189评审中重要的检查条款。

血涂片的复检与复核方法有两种,血片浏览(review)和血片分类(differential)。许多情况下我们仅仅需要浏览复核血片,用于确认血细胞分析仪得出的结论,例如红细胞体积大小(对发现的红细胞异常形态、染色、内含物应同时进行描述和报告),大小不等、某类细胞增高或减低(不包括形态学报告内容)。对出现白细胞形态学提示的问题,分类不正确的问题、不能分类的问题,则应采用显微镜下血片分类,重新报告分类结果。

那么复检规则要关注和解决哪些问题呢? 以下几点建议供参考:

1. 首先浏览血涂片,此时可采用低倍镜浏览观察,初步了解血涂片制片效果,细胞的分布情况,染色效果,有否较大的细胞出现等。同时可评估血小板聚集情况,如果是外周血、未抗凝的条件下直接涂片,血小板应出现轻度聚集,可见3~5个的小型聚集或成簇状聚集,表明血小板具有聚集能力,血小板无力症患者血涂片中的血小板虽数量未见异常,但血小板散在分布,几乎见不到聚集的血小板,也是一种异常现象。如果是抗凝血,血小板应该分布均匀,不应出现聚集现象,如有聚集出现将导致计数异常。同时还可以观察红细胞的分布与排列,发现缗钱状排列现象和红细胞凝集现象,从而发现和初步判断多发性骨髓瘤、巨球蛋白血症、血黏度较高或者冷凝集综合征等,甚至考虑判断是否会影响红细胞计数的准确性等问题。

2. 通过血涂片的浏览观察,可以对血细胞分析仪测定的细胞计数结果进行复核,初步评估仪器计数结果的可靠性和一致性。例如白细胞可参考绪表1-1的关系进行复核;或采用估算方法进行复核,选择血片中分布均匀的区域进行评估,白细胞计数$(\times 10^9/L)\approx$每高倍镜视野中白细胞平均个数$\times 2(\times 10^9/L)$。

绪表1-1　血涂片白细胞分布与定量计数结果的关系对照表

血涂片上的 WBC/HPF	WBC 计数结果$\times 10^9/L$
2~4	4~7
4~6	7~10
6~10	10~13
10~12	13~18

还可根据血涂片上血小板分布情况初步评估与仪器血小板计数结果的一致性及复核。如果每油镜视野中平均1个血小板(platelet,PLT),相当于PLT计数结果的$10\times 10^9/L$,以此类推。或者通过血片推断血小板数量,选择血片中分布均匀、无异常聚集或纤维蛋白丝的区域,通过血涂片可大致估算血小板数量,方法为,血小板数$(\times 10^9/L)\approx$每油镜视野中血小板平均个数$\times 15(\times 10^9/L)$。

3. 复检中的很重要问题是避免血液系统疾病的漏检,特别是白血病。虽然许多品牌的血细胞分析仪可以给出不成熟粒细胞(immature granulocyte,IG),非典型淋巴细胞(atypical lymphocyte,ATYP),原始细胞(blast cell),核左移(nuclear left shift)等提示性报警信息,甚至是数量结果信息,但是他们依然具有局限性。根据目前的技术水平,五分类原理的血细胞分析仪尚不能对多种异常细胞给出明确的定义,更谈不上对血液系统疾病给出正确的白细胞分类报告。因此需要有经验的检验医师或技师进行细致的显微镜分类复检。我们在进行显微镜涂片检查时,除了关注和发现各系原始或幼稚细胞外,此外还应关注中性粒细胞毒性改变(如中毒颗粒、空泡变性、Döhle 小体及白细胞大小不均),核左移与核右移、Pelger-Huët 畸形、May-Hegglin 畸形、Chediak-Higashi 畸形等现象,这些问题的出现对诊断传染性疾病、某些严重感染性、中毒、恶性肿瘤、猩红热、白喉、骨髓增生异常综合征(myelodysplastic syndromes,MDS)等具有重要意义,还对疾病的治疗和预后判断具有一定的帮助。对嗜酸性、嗜碱性和单核细胞异常增高的病例,也需进行镜下复核。此外还要观察是否有其他系统的异常细胞出现,如浆细胞、骨髓瘤细胞等,以便筛查发现少见的血液系统疾病。白细胞参数出现异常报警提示,一般要考虑进行白细胞分类,将幼稚或异常的白细胞给出适当的百分比报告,对仪器分类错误的结果要给予纠正或重新分类确定。如果某些报警信息过于敏感,经镜检确认未见异常报警信息所提示的细胞、或未见异常细胞,也要在报告中予以记录和说明。

4. 应该关注红细胞形态信息,提供贫血诊断的初步鉴别信息。一般血细胞分析仪都会提供许多红细胞报警的信息,如大细胞(macrocyte,Macro)、小细胞(microcyte,Micro)、红细胞大小不等(anisocyte,Aniso)、血红蛋白含量不均(hemaglobin variation,HC VAR)、低色素性(hypochromia,Hypo)、高色素性(hyperchromia,Hyper)等形态学信息。作者认为这些红细胞形态学信息是比较准确的告知一个样本的红细胞大小或大小不等的信息,它更加客观、更加敏感,更加准确的、定量化的了解红细胞大小及色素改变的情况,是比较可信的参数,而这些参数的准确性应该建立在仪器校准合格、仪器质控在控及红细胞平均体积(mean corpuscular volume,MCV)/平均红细胞血红蛋白量(mean corpuscular hemoglobin,MCH)/平均红细胞血红蛋白含量(mean corpuscular hemoglobin concentration,MCHC)三项浮动均值指标完全在控的基础之上。而人工观测和描述这些红细胞信息,则可能受到个人经验因素影响,其敏感性和一致性不如仪器分析结果,在国外的最新文献中对这几项指标包括平均红细胞体积分布宽度(RBC distribution width,RDW)的仪器测定结果已经得到肯定。红细胞大小及形态学改变的临床意义参见绪表 1-2。

红细胞分析还可对一些现象进行提示性报警,如红细胞聚集(red blood cell agglutination)表示标本可能有冷凝集现象;HGB 测定浑浊增加(HGB interf)可能是因乳糜血因素的影响;有核红细胞(nucleated red blood cell,NRBC)增加、红细胞双峰分布(dimorphic population)、红细胞碎片(RBC fragment)干扰等,这些提示可以对一些红细胞和血红蛋白异常现象进行初步判断,但是 NRBC、红细胞聚集、红细胞碎片现象等还需要进行显微镜下确认。如果这些现象出现,会影响到白细胞和红细胞计数的正确性,进而影响红细胞相关参数的准确性,因而需复检血片;红细胞碎片增多也会干扰阻抗法的血小板计数结果,也要通过仪器直方图和散点图初筛,通过复检血片而确认,并且需要对受到影响的计数结果进行纠正。而许多红细胞形态的异常改变,血细胞分析仪的有关参数和报警信息不能完全覆盖或不能正确提示,如珠蛋白生成障碍性贫血和异常血红蛋白 C(HbC)时出现的靶形红细胞;遗传性椭圆形红细胞增多症;自身免疫性溶血性贫血时的球形红细胞增多;肝脏疾病、溶血性贫血、遗传性口形红细胞增多症和小儿消化系统疾病导致的口形红细胞增加;骨髓纤维化、巨幼细胞贫血和椭圆形红细胞增多症时的椭圆形红细胞增加;镰状细胞贫血、嗜碱性点彩红细胞(stipping)、卡波环(Cabot rings)和豪焦小体(H-J bodies)出现与增加等均需要通过观察红细胞形态而进行辅助诊断。

绪表 1-2 MCV、MCH、MCHV 和 RDW 辅助进行贫血分类鉴别表

贫血分类	MCV	MCH	MCHC	RDW 正常	RDW 升高
正常细胞贫血	正常	正常	正常	再生障碍性贫血,急性失血性贫血,肾性贫血,遗传性球形红细胞增多症,白血病,某些慢性肝病、长期或大剂量化学治疗后等	营养缺乏性贫血,部分早期铁缺乏(尚未贫血)、血红蛋白病性贫血、骨髓纤维化、铁粒幼细胞贫血等
大细胞贫血	增高	增高	正常	骨髓增生异常综合征、部分再生障碍性贫血、部分肝病性贫血、某些肾性贫血	巨幼细胞性贫血、某些肝病性贫血
单纯小细胞贫血	减低	减低	正常	慢性感染、慢性失血性贫血;慢性肝肾疾病性贫血;轻型珠蛋白生成障碍性贫血、某些继发性贫血等	缺铁性贫血及铁利用不良性贫血、β-珠蛋白生成障碍性贫血、HbH 病等
小细胞低色素贫血	减低	减低	减低		

5. 特别关注血小板,血小板体积小,易发生聚集和计数不准,因此是非常容易出现问题的复检内容之一。在进行血涂片检查或复检时,首要注意是否出现血小板聚集(PLT clump)报警信息,或者血小板分布异常(PLT Abn distribution)的提示,特别是应用 EDTA 抗凝血标本时,注意防范血小板假性减低现象发生。而 EDTA 抗凝剂导致的假性血小板减低会给临床带来误诊或延误治疗。此外还需要关注大血小板(large PLT)是否明显增加的报警,它会使阻抗法计数的血小板出现假性减低现象,此时需要考虑是否改用其他检测原理的设备,或者改用显微镜计数法进行纠正,巨大血小板出现过多甚至会导致仪器"漏数",这些超出红细胞体积大小的巨大血小板只有通过镜检才能发现。此外作者在最近的两年中还发现了冷球蛋白血症患者,导致血小板计数假性升高的病例,如果是假性升

高到极高的水平(如>1000×10^9/L)通过我们的复检规则还可以发现,如果是血小板偏低,而假性升高到正常水平,甚至仪器不出现任何报警信息,那则是非常难以发现和复检出的,我们在2013和2015年就发现两例此类患者。因此发现冷球蛋白血症,其血小板计数结果一定要经过人工复检来确认,这是以前的复检规则中未曾提到的问题。

6. 血片检查中另一特别需要重视的问题是血液寄生虫,某些患者可能因临床症状不典型,未引起临床医生关注寄生虫感染问题。我们在血液中可以发现疟原虫、微丝蚴、利什曼原虫、巴贝西虫、弓形虫等感染,要知道这些病原体的发现,实际上是给临床出具了诊断性报告,是血液检验中可以发出确诊报告的项目,这是非常重要的。如果患者有相关症状,或临床医生提示检查血液寄生虫,应将血片仔细浏览,或者多涂几张血片,包括厚血膜涂片进行细致检查。而目前在南方,特别是从疫区国家归来的人员,其疟原虫感染率非常高,值得警惕和仔细检查。

复检有时候还需要传统的显微镜法予以配合,虽然血细胞分析仪在计数的准确性、精密度上、检测速度上已经大大高于传统的人工测定方法,是毋庸置疑的。但是在某些特定的病例上,可能还需要人工法予以验证和辅助分析。假如遇到EDTA及枸橼酸钠抗凝剂均可引发血小板聚集的病例,就需要回归显微镜计数法。遇到严重的冷凝集现象或者冷球蛋白血症、红细胞碎片增加的病例,都有可能导致红细胞计数及血小板计数出现错误,都可能要回归显微镜计数法予以解决。溶血性贫血患者过高的网织红细胞,也可因仪器试剂或线性问题导致计数结果偏低或不正确,且在41条规则中并未涉及到此类问题的复检规则,因此也需要用传统的煌焦油蓝染色和显微镜计数法予以纠正。

目前已经有一些数字图像的血细胞检查系统,将血片置于显微镜下进行数字图像拍摄,然后数字识别软件对细胞进行分类和分析处理。其完全模拟显微镜分类技术进行形态学血细胞检查,这是一个有益的进步。但是可能还有一些瓶颈问题尚未得到解决,或许因血细胞形态千变万化,在原始和幼稚细胞、异常细胞形态等方面,在某些成分的干扰情况下,其正确识别率仍有待进一步的提升。目前作者对应用此类仪器的建议是,首先进行屏幕审核,纠正其错误识别的细胞,消除干扰成分,对难以鉴别的样本,重新进行显微镜下的观察和判别。

目前在广泛应用各种品牌的自动化血细胞分析仪进行大量血常规标本检测的背景下、在工作量增加、检验人员配备不足、检验报告时间被限定的现实条件下,制订适合自己实验室使用的、能够保证实验质量、尽量减少漏检和实验误差的复检规则,非常重要。更为重要的是有了复检规则、应该具体落实和执行这些规则,不要流于形式,以保证实验室所出具的报告具有可信性和高质量,最大限度地满足临床医师诊治工作对临床检验的需求。

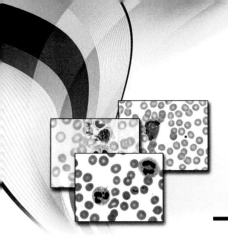

第一章 血片制备

一、血涂片的制备

制备合格优质的血涂片,是观察血细胞形态,血片分类和复检血涂片的重要一步。

所需要的材料:清洁且无油脂的载玻片;边缘光滑的推片,推片应小于载玻片的宽度,或下端有内向的切角;毛细管或塑料滴管。

1. 用毛细管或塑料吸管吸取 EDTA 抗凝的外周血 4～6μl,或者直接采集患者末梢血,将血滴滴至载玻片的一端约 3/4 处,有磨砂片头的玻片,可在接近磨砂片头的部位(图1-1)。

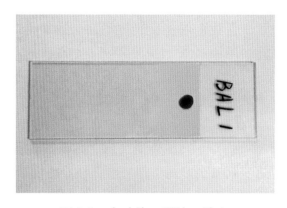

图1-1 在玻片一端滴一滴血

2. 将推片接近血滴处,然后轻轻接触血滴并压在血滴上,使血液呈"一"字型展开,充满推片宽度(如果能做到边缘血量较少,中间血量稍多为最佳)(图1-2,图1-3)。

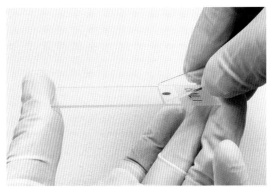

图 1-2 将推片接近血滴

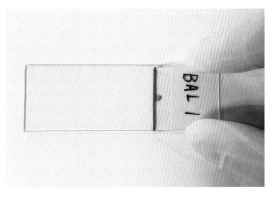

图 1-3 用推片将血滴"一"字形展开

3. 将推片与载玻片形成 30°夹角,见图 1-4,用均匀的速度将血向载玻片的另一端(尾部)推动。红细胞压积(HCT)发生变化时,应适当的调整推片与载玻片的角度(30°~45°)以及推动血液时的速度(图 1-5)。HCT 越高,角度越小,速度越慢;HCT 越低,角度越大,速度越快。这样才能做到推制出的血涂片薄厚适中,油镜观察区域的血细胞形态舒展且分布均匀。标准的血涂片应做到头、体、尾分明,两边和两端留有空隙(图 1-6)。

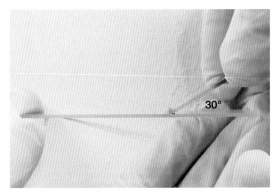

图 1-4 推片与载玻片形成 30°夹角

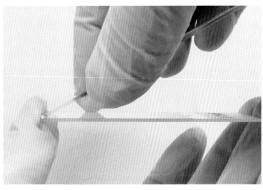

图 1-5 向前推制血片

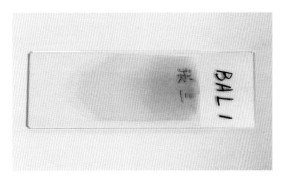

图 1-6 头、体、尾分明的血片

4. 推制好的血涂片迅速干燥。如果实验室所处地区空气湿度较大,可使用电风扇风干(切忌使用电吹风,以免过烫)。

5. 如果载玻片有磨砂边,应标注该标本的患者姓名或编码。如果载玻片没有磨砂边,则用铅笔将该标本的患者姓名或编码写在血膜头部的最厚处。

6. 有条件的单位,还可采用全自动血细胞分析仪流水线系统配备的制片染片机,制备标准的血涂片,其操作可参考仪器说明书或实验室 SOP 文件。仪器可将患者的编号、ID 号或二维码打印在特定区域,以方便样本识别。图1-7 为某品牌流水线上的血涂片染片机,图1-8 为仪器制备的血涂片。

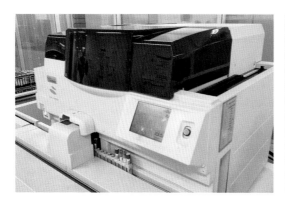

图1-7　自动血涂片染片机

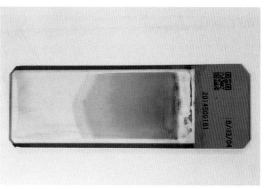

图1-8　仪器制备的血涂片

7. 还可使用半自动小型推片机制备血涂片(图1-9),该小型设备可一次性制备两张血涂片。①将玻片放置在推片机上,将5μl 血液滴在玻片指定位置(图1-10);②向下压手柄,使得推片接触血滴,并使血滴呈一字型展开(图1-11);③松开手柄,推片向前移动,同时将血片推制好(图1-12);④完成一组血片推制后,应使用沾有盐水的棉签将推片上沾染的血液擦拭干净。

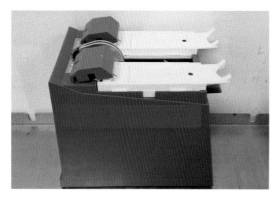

图1-9　半自动血片涂片机

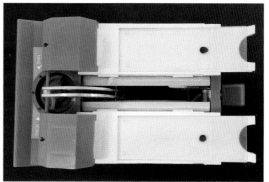

图1-10　将血滴在玻片上

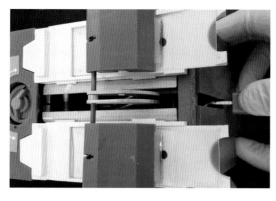

图 1-11　压下手柄

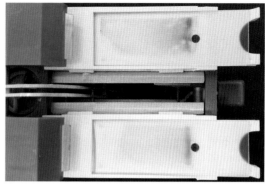

图 1-12　制备好的血涂片

8. 血涂片各种效果和质量分析　进行细胞分类计数、形态观察、能否在血涂片中的某个部位查找到有价值的信息,这都与血涂片制备的优劣有很大关系。

图 1-13 中所示八种血涂片的优劣点分析如下:①这是一张头、体、尾分明,薄厚适中,两边、两端均留有空隙的标准血涂片;②血膜太短,体、尾交界处不分明,进行白细胞分类计数时,细胞形态不舒展,造成细胞形态不易辨认;③血膜头、体、尾不分明,薄、厚不均,且没有尾部,这样的血膜会造成细胞分布不均匀,

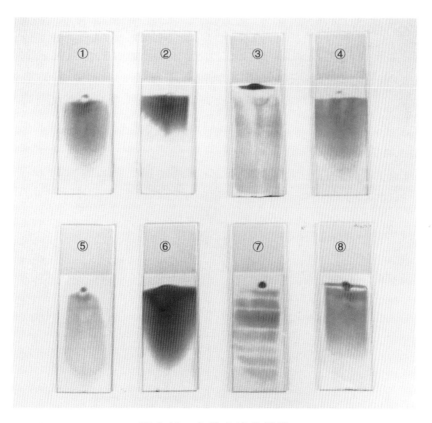

图 1-13　各种血涂片效果

很大程度上影响白细胞分类计数,体积较大的细胞,或者会对血常规结果造成影响的有价值的信息也不易查找到,这样的血涂片根本不能使用;④这张血涂片两边没有空隙,体积较大的细胞和有价值的信息也容易出现在血膜两边,不利于观察该部位;⑤血膜太薄,细胞密度小,白细胞分类计数时就要耗费更多的时间;⑥血膜太厚,细胞密度大,这种情况下,体尾交界处的细胞经常会叠摞在一起,难以细致的观察各种细胞形态;⑦"搓板"样的血涂片,在这样的血膜中,细胞分布不均,白细胞分类计数的结果会受到很大的影响,也属于不能使用的血涂片;⑧血膜略有倾斜,显然是操作人员推片时,手上力度不均匀造成的,这样的血膜对于血涂片复检,结果不会受到太大的影响,但血膜的外观不能达到完美。

二、染色

瑞氏-吉姆萨(Wright-Giemsa)混合染色能集合瑞氏染色与吉姆萨染色的优点,故在此推荐使用混染的方法。

商品化的染液分为 A 液(染液)、B 液(缓冲液)。

染色方法:将血片平放在染色架上,滴加 A 液覆盖整个血膜,30 秒~1 分钟后,滴加 B 液。将 A、B 液混匀,可用手持载玻片轻轻晃动,亦可用洗耳球轻吹液面(图 1-14)。A、B 液的比例约为 1:(1.5~2)。静置水平位置染色 15~30 分钟后,将载玻片拿起,轻轻晃动,使染料不再附着于血膜上。把水流调至最小,平持载玻片,与水流方向呈 90°,在血膜头部冲入,见染料翻滚,将水流缓慢向尾部移动,随着水流的移动,可看见细小的染料翻滚并且被水流推出载玻片。然后将水流开大,逐渐倾斜载玻片并使载玻片顺至水流中,自血膜头部冲洗。冲洗干净后的血涂片,放置在血片架上将水分自然控干(图 1-15),或斜靠等待自然干燥。

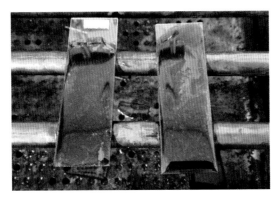

图 1-14　在血片染色架上染片

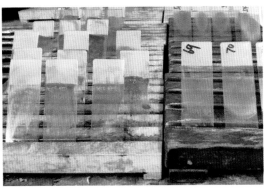

图 1-15　将血片斜靠自然干燥

如果采用自动血片染色仪,可按照仪器程序进行染色。如果颜色不佳,可调节染色速度或者试剂比例关系;如果是试剂问题,应及时更换新批号染液。

三、血涂片的观察方法

涂片观察法:将血涂片放置在显微镜载物台上固定。首先,在低倍镜(×10)下观察染色效果、各类外周血细胞的数量以及分布情况、白细胞聚集、血小板聚集、冷凝集标本中红细胞的分布情况、是否存在"缗钱"状的红细胞、不合格的抗凝血标本是否存在细小的纤维蛋白丝,针对触发实验室制订的复检规则的标本,还需要结合临床提供的各项信息和其他实验室检查项目结果,有目的地在低倍镜下查找相关的有病理意义的细胞、病原体或病原微生物。然后在油镜(×100)下观察细胞的形态。

白细胞分类的方法:在细胞分布均匀,形态舒展的血膜之体尾交界处(图1-16)进行白细胞分类计数,一般分类100个白细胞,必要时分类计数200个白细胞,甚至更多。分类计数时,推动载物台,在血膜上呈"弓"字形的行进模式(图1-17),依次推进,不可跳跃视野,以免造成计数的误差。

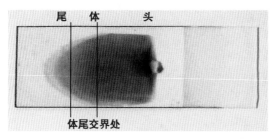

图1-16 体尾交界处

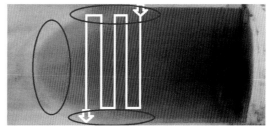

图1-17 血片观察路线

当根据复检要求需对EDTA抗凝血标本中出现的EDTA依赖性血小板聚集(血小板假性减少)现象进行筛查时,应该关注血片尾部和上下的边缘区域,如图1-17中红色椭圆框中的区域。

四、如何进行血涂片复检

血涂片复检的意义,首先是复核该复检标本的血常规报告的准确性,其次是在观察血细胞形态时,根据所观察到的外周血细胞形态,提供给临床有效的信息,要做到保证血常规结果的准确、不漏检、不误诊、不误导。切实的结合临床,关注已知的患者信息,查看患者的相关检查结果,了解患者出现的体征、症状(必要时询问临床医师),在此基础上,了解临床医师的诊断或治疗思路,然后在显微镜下有目的地进行查找,才能做到有百密而无一疏。在这些前提下,在低倍镜(×10)下浏览血涂片显得尤为重要,因为其视野范围广,可以有效地提高效率。当然也可采用高倍镜浏览,但在高倍镜(×40)下浏览则需要花费更多的时间,切换较多的视野。在低倍镜下找到有意义的细胞、寄生虫或病原微生物后,在有价值的血片区域再切换到油镜(×100)进行细致观察,可提高效率。

复检要求,做法和一些判断标准,已经在绪论和附录4中进行了细致说明,请参考。

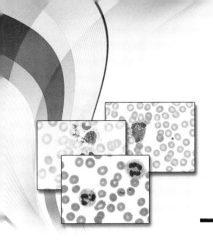

第二章 红系统细胞形态

正常红细胞形态：红细胞(red blood cell, RBC; erythrocyte)是血液中数量最多的有形成分。红细胞起源于骨髓造血干细胞，经分化为原红细胞，再经数次有丝分裂依次发育为早幼红细胞、中幼红细胞和晚幼红细胞，这几个阶段的红细胞增殖、分化、成熟的变化过程在骨髓中进行，约需72小时。晚幼红细胞经脱核后进入外周血液循环，形成网织红细胞，再经48小时后转变为完全成熟的红细胞。红细胞在外周血中的平均寿命为120天，衰老的红细胞主要在脾脏破坏，分解为铁、珠蛋白和胆红素。

有关红细胞体积大小、血红蛋白含量情况以及他们的变异幅度等参数，血细胞分析仪可以给出比较客观准确的结果。但是许多红细胞形态异常改变、染色变化、内含物的改变则需要通过复检血片来确认。

一、正常红细胞

【形态特点】正常成熟红细胞(normal red blood cell)形态为双凹圆盘状，瑞姬染色后呈淡粉红色，可见中央1/3区域为生理性淡染区，胞质内无任何异常结构。细胞体积大小比较均匀，细胞平均直径(mean corpuscular diameter, MCD)为7.2μm，范围6~8μm；细胞平均体积(mean corpuscular volume, MCV)为89.5fl，范围80~100fl；细胞平均厚度(mean corpuscular thickness, MCT)为2.1μm，范围1.7~2.5μm。

图2-1~图2-4为外周血涂片，大部分为正常形态的红细胞。

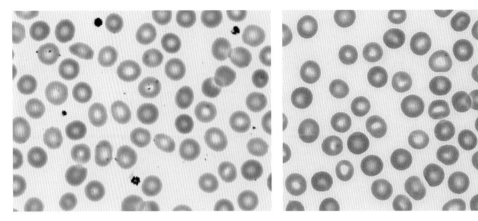

图 2-1　正常红细胞　　　　　　　图 2-2　正常红细胞

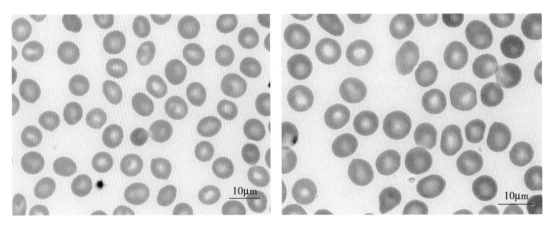

图 2-3　正常红细胞　　　　　　　图 2-4　正常红细胞

二、红细胞大小改变

主要指细胞直径和体积大小的改变。

1. 小红细胞(microcyte)

【形态特点】红细胞直径小于 6μm,正常人偶见。根据红细胞中心淡染情况的不同,有低色素性小红细胞、正常形态小红细胞和球形小红细胞。血片中的球形红细胞仅仅是在显微镜下观看到红细胞直径变小,而其体积不会减低(图 2-5 ~ 图 2-10)。

【诊断价值】低色素性小红细胞染色较浅,中心淡染区明显扩大,提示血红蛋白合成障碍,多见于缺铁性贫血和珠蛋白生成障碍性贫血。如果小红细胞血红蛋白充盈良好,生理性中心淡染区消失,表明厚度增加,如球形红细胞,可见于遗传性球形红细胞增多症。

第二章　红系统细胞形态

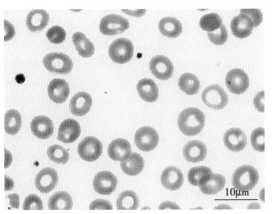

图 2-5　低色素性小红细胞

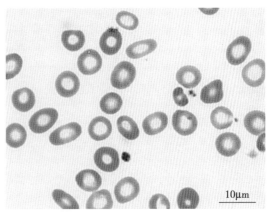

图 2-6　低色素性小红细胞

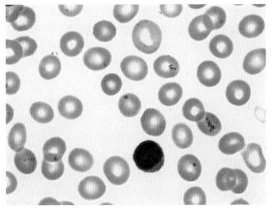

图 2-7　小红细胞

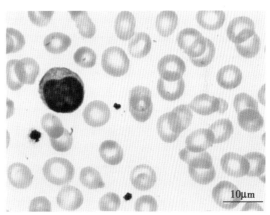

图 2-8　小红细胞

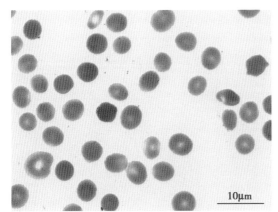

图 2-9　球形小红细胞

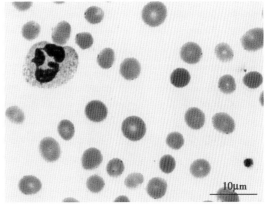

图 2-10　球形小红细胞

2. 大红细胞(macrocyte)

【形态特点】红细胞直径大于 $10\mu m$,其形态与正常红细胞相似或中央染色较深。未完全成熟的红细胞可以表现为体积增大,因残留有脱氧核糖核酸,经瑞姬染色后呈嗜多色性或者含有嗜碱性点彩颗粒(图2-11～图2-16)。

【诊断价值】 多见于巨幼细胞性贫血患者,也可见于溶血性贫血、恶性贫血、肝病及脾脏切除术后的患者。

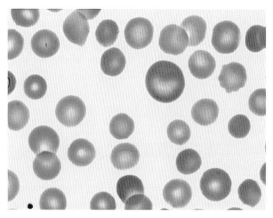

图2-11　大红细胞

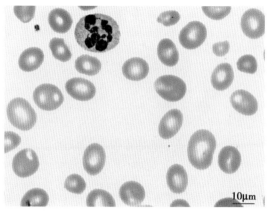

图2-12　大红细胞

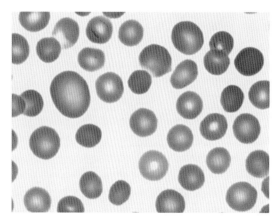

图2-13　大红细胞

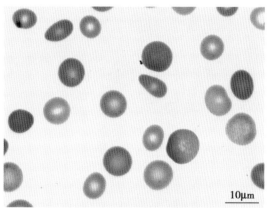

图2-14　嗜多色性大红细胞

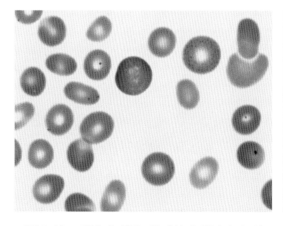

图2-15　嗜多色性和嗜碱性点彩大红细胞

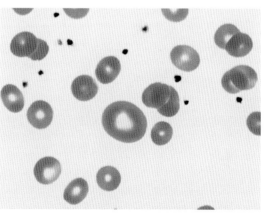

图2-16　大红细胞

3. 巨红细胞(megalocyte)

【形态特点】红细胞直径大于 $15\mu m$,其形态与大红细胞类似。因患者缺乏叶酸及维生素 B_{12},幼稚红细胞内 DNA 合成不足,不能按时分裂,当这种幼稚红细胞脱核之后,便形成巨大的成熟红细胞(图 2-17 ~ 图 2-20)。

【诊断价值】以叶酸及维生素 B_{12} 缺乏导致的巨幼细胞贫血最为常见,如血片内同时伴有过多的多分叶核中性粒细胞(核右移现象)则更有助于明确诊断。

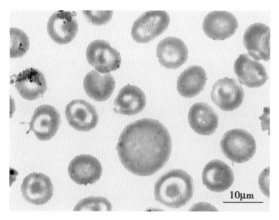

图 2-17　巨红细胞　　　　　　图 2-18　巨红细胞

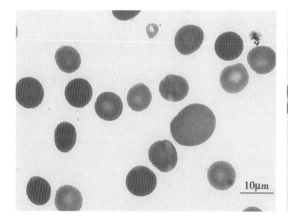 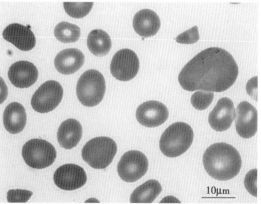

图 2-19　巨红细胞　　　　　　图 2-20　巨红细胞

4. 红细胞大小不均(anisocytosis)

【形态特点】同一血涂片上所见红细胞直径大小有明显差异,多指直径相差一倍以上的现象。而血细胞分析仪主要会测定红细胞体积,一般情况下红细胞直径明显不同,其体积也会出现明显差异,血细胞分析仪的红细胞体积分布宽度(red blood cell volume distribution width,RDW)参数会出现增高,同时会出现 Aniso 报警信息(图 2-21 ~ 图 2-26)。

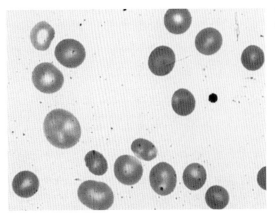

图 2-21　红细胞体积大小不等

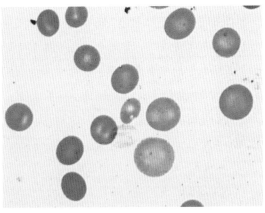

图 2-22　红细胞体积大小不等

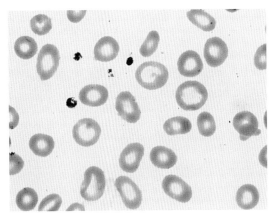

图 2-23　红细胞体积大小不等伴低色素性改变

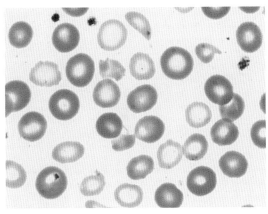

图 2-24　红细胞体积大小不等伴色素不均性改变

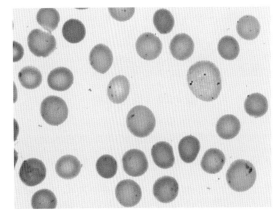

图 2-25　红细胞体积大小不等伴高色素性增加

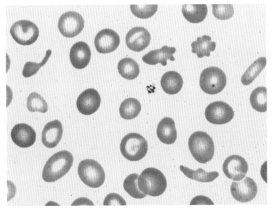

图 2-26　红细胞体积大小不等伴异型红细胞增加

【诊断价值】常见于严重的增生性贫血,缺铁性贫血,溶血性贫血,巨幼细胞贫血等,以及贫血症治疗过程中。

三、红细胞血红蛋白含量改变

主要指细胞染色情况发生的改变,特别是在瑞氏染色或瑞姬染色条件下可见的细胞染色改变。

1. 正常色素性(normochromic)

【形态特点】红细胞着色深浅与红细胞内的血红蛋白含量相关,其形态为双面凹陷的圆盘状,边缘着色较深,向中心部位逐渐减淡衍变,而中心部位颜色很浅,甚至不着色,属于生理性淡染区,通常称为正常色素性,正常红细胞即应如此。血红蛋白含量多少与染色深浅相关(图2-27,图2-28)。

【诊断价值】除正常人外还见于急性失血,再生障碍性贫血和白血病等。

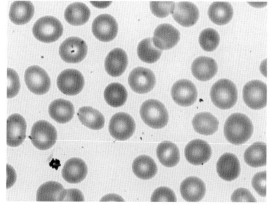

图2-27　正常色素性红细胞

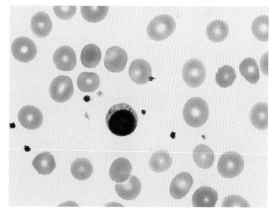

图2-28　正常色素性红细胞

2. 低色素性(hypochromic)

【形态特点】红细胞中心部位的生理性淡染区扩大,严重时甚至仅见红细胞边缘有着色,中心大部分区域不着色,成为空白区,形成环形的红细胞。当低色素性红细胞数量明显增多时,血细胞分析仪会给出 Hypo 报警信息,提示红细胞血红蛋白含量明显减少(图2-29~图2-34)。

【诊断价值】见于缺铁性贫血、珠蛋白生成障碍性贫血、铁粒幼细胞性贫血和一些血红蛋白病。

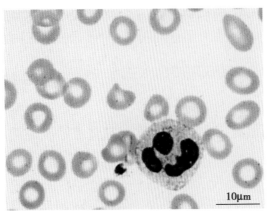

图 2-29　低色素性小红细胞

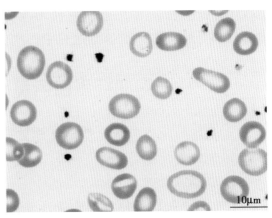

图 2-30　低色素性红细胞伴大小不等

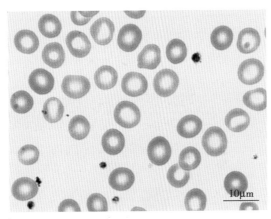

图 2-31　低色素性红细胞(轻度改变)

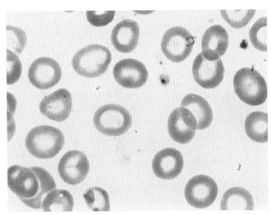

图 2-32　低色素性红细胞(中度改变)

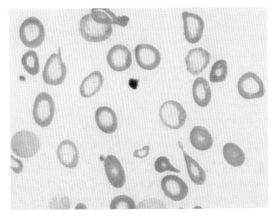

图 2-33　低色素性红细胞(重度改变)

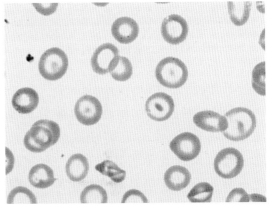

图 2-34　低色素性红细胞伴靶形红细胞出现

3. 高色素性(hyperchromic)

【形态特点】红细胞中心淡染区消失,细胞整体着色较深,整个红细胞被染色成均匀样,细胞直径或体积偏大。血细胞分析仪显示红细胞血红蛋白含量增高,会有 Hyper 报警信息(图 2-35 ~ 图 2-42)。

【诊断价值】常见于巨幼细胞性贫血。

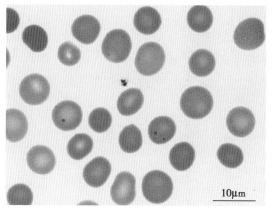

图 2-35　高色素性红细胞

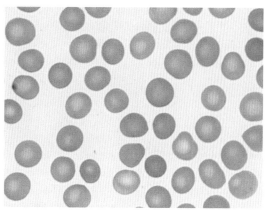

图 2-36　高色素性红细胞

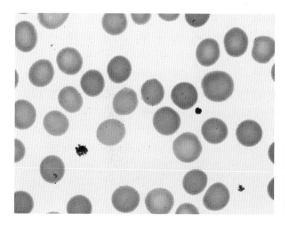

图 2-37　高色素性红细胞

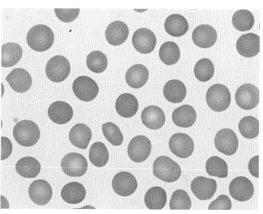

图 2-38　高色素性红细胞

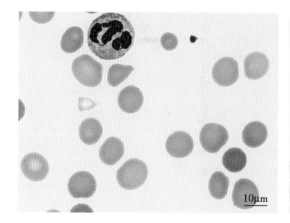

图 2-39　高色素性红细胞(巨幼细胞贫血病例)

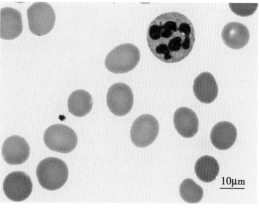

图 2-40　高色素性红细胞(巨幼细胞贫血病例)

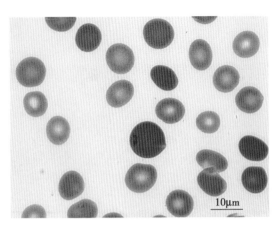

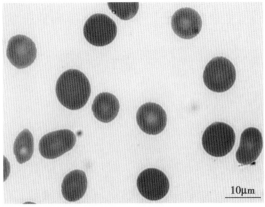

图 2-41　高色素性大红细胞　　　　　图 2-42　高色素性大红细胞

4. 嗜多色性（polychromatic）

【形态特点】嗜多色性红细胞是刚刚脱核而未完全成熟的红细胞，体积往往偏大，由于细胞质内依然含有少量的嗜碱性物质核糖核酸（RNA），因此瑞姬染色后细胞被染成灰红色或灰蓝色。正常人外周血中可占 1%（图 2-43～图 2-48）。

【诊断价值】此种细胞增多提示骨髓红细胞系统增生旺盛，在溶血性贫血和急性失血性贫血中比较常见，贫血性疾病治疗恢复期也可见增高。

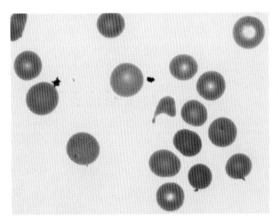
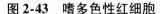

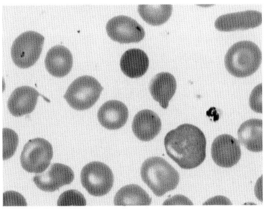

图 2-43　嗜多色性红细胞　　　　　图 2-44　嗜多色性红细胞

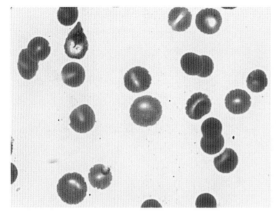

图 2-45 嗜多色性口形红细胞

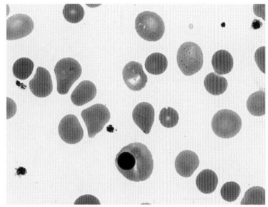

图 2-46 嗜多色性红细胞增多伴有核红细胞

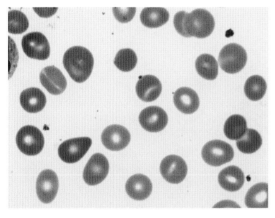

图 2-47 嗜多色性红细胞增多

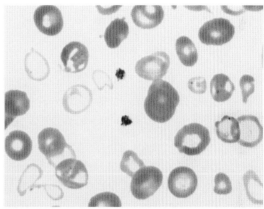

图 2-48 嗜多色性红细胞(异常形态)

5. 细胞着色不一(anisochromia)

【形态特点】同一血涂片中出现低色素性红细胞和正常色素性红细胞两种形态,被称为细胞着色不一,或双向性红细胞现象。由此而导致的贫血称为双形性贫血或双相性贫血(dimorphic anemia)。红细胞双向性(dimorphism)在某些血细胞分析仪会提示血红蛋白含量不均[血红蛋白分布宽度(hemoglobin distribution width,HDW)升高],或者会有 aniso 报警(图 2-49 ~ 图 2-54)。

【诊断价值】多见于铁粒幼细胞性贫血,或贫血症治疗期间,也见于贫血或失血患者输血治疗期间,以及一些慢性病伴贫血患者。

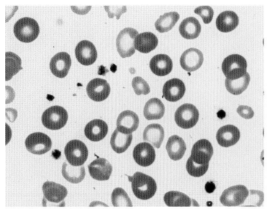

图 2-49　细胞着色不一（双向性红细胞）

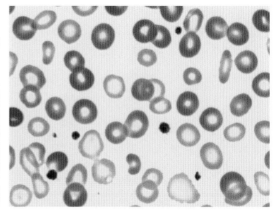

图 2-50　细胞着色不一（双向性红细胞）

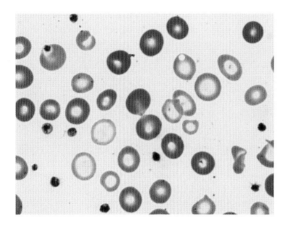

图 2-51　细胞着色不一（双向性红细胞）

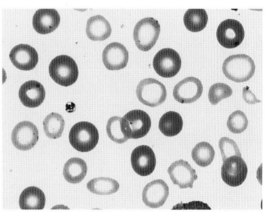

图 2-52　细胞着色不一（双向性红细胞）

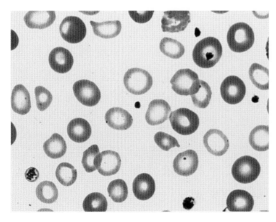

图 2-53　细胞着色不一（双向性红细胞）

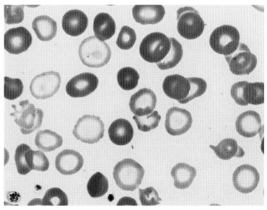

图 2-54　细胞着色不一（双向性红细胞）

四、红细胞形态改变

指红细胞膜或外形发生改变,包括细胞膜变化、细胞外周和中心的变化、形态改变等。其中许多形态异常,血细胞分析仪不会报警,值得关注!

1. 球形红细胞(spherocyte)

【形态特点】　血涂片上见到细胞直径较小,中心淡染区消失,甚至染色偏深,有球形之立体感,其在血液中的自然形态为球形。其特点是细胞厚度加大,直径与厚度之比减为2.4:1(正常红细胞约为3.4:1)。红细胞直径虽然减小,但细胞体积并不减低,MCV多正常(图2-55~图2-58)。

【诊断价值】　球形红细胞的气体交换功能比较弱,容易导致破坏和溶解。主要见于遗传性和获得性球形红细胞增多症(如自身免疫溶血性贫血,理化损伤等),婴幼儿偶见,但无临床意义。

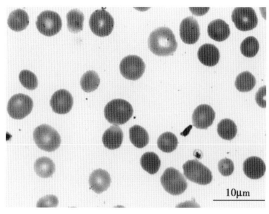

图 2-55　球形红细胞

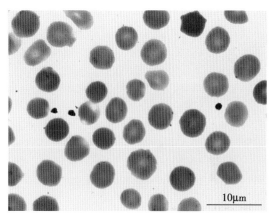

图 2-56　球形红细胞

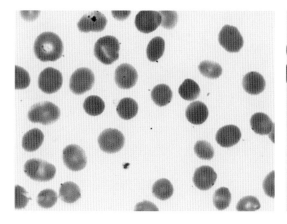

图 2-57　球形红细胞伴嗜多色性红细胞

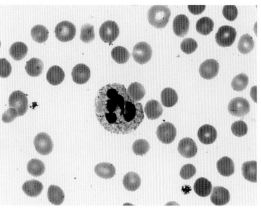

图 2-58　球形红细胞增多症

2. 椭圆形红细胞(elliptocyte)

【形态特点】红细胞呈椭圆形,两端钝圆,长轴增大,短轴缩短,其长宽比约为3∶1~4∶1。如细胞的长宽比<2∶1,也被称为卵圆形红细胞(ovalocyte)。这类细胞其中心淡染区依然存在,呈卵圆形至椭圆形的改变。另一些红细胞体型加长,中心淡染区消失,被称为棒状红细胞(rod shaped)或腊肠样红细胞。此类红细胞生存时间一般比较正常,有时也可缩短,但血红蛋白并无异常。其形成机制可能与细胞膜异常基因有关(图2-59~图2-64)。

【诊断价值】在遗传性椭圆形红细胞增多症患者,其椭圆形红细胞可达25%以上,严重者可达75%;大细胞性贫血患者也可见(25%),缺铁性贫血、骨髓纤维化、巨幼细胞贫血、镰形红细胞贫血患者血片中偶见。正常人血液中约占1%。

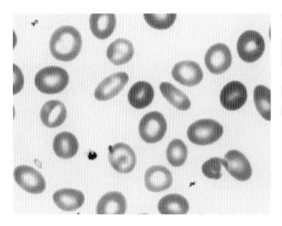

图2-59 椭圆形红细胞

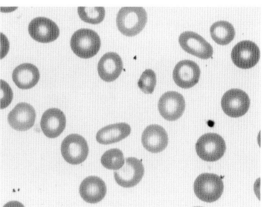

图2-60 椭圆形红细胞

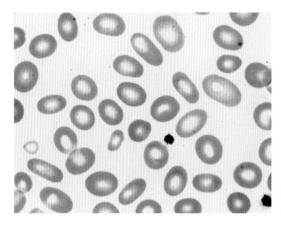

图2-61 椭圆形红细胞

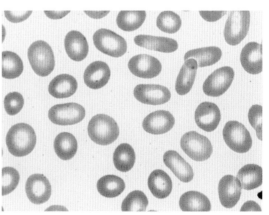

图2-62 椭圆形红细胞

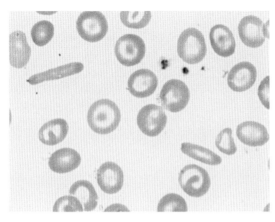

图 2-63　棒状红细胞

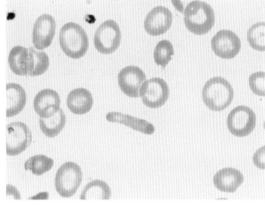

图 2-64　棒状红细胞

3. 靶形细胞(target cell)

【形态特点】细胞边缘和中心部位染色较深,边缘与中心部位之间的区域则出现一个淡染区域,其形如射击之靶。靶形红细胞直径可比正常红细胞略有增大,但厚度变薄,因此细胞体积多为正常。有研究表明这种细胞的出现是由于红细胞内血红蛋白的化学成分发生变异,以铁代谢异常所致。此类红细胞生存期约为正常红细胞的一半或更短(图 2-65 ~ 图 2-70)。

【诊断价值】常见于各种低色素性贫血,在珠蛋白生成障碍性贫血、HbC 病时多见,此外阻塞性黄疸和脾切除术后也较为常见。

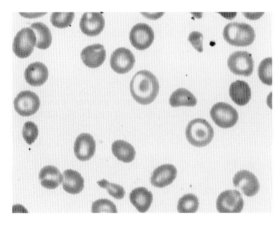

图 2-65　靶形红细胞

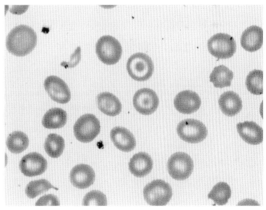

图 2-66　靶形红细胞

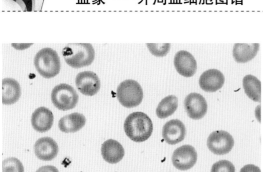

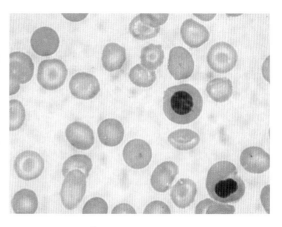

图 2-67　靶形红细胞和点彩靶形红细胞

图 2-68　靶形红细胞和有核红细胞

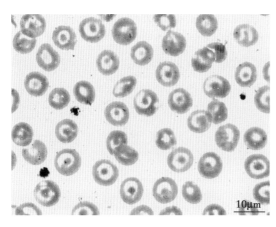

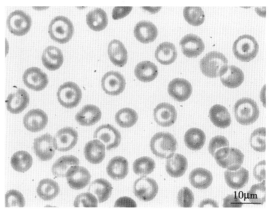

图 2-69　靶形红细胞增多

图 2-70　靶形红细胞增多

4. 半岛形细胞

【形态特点】靶形红细胞的一种特殊类型,靶形细胞中心区与红细胞边缘相连接,或成为红细胞边缘向细胞中心部位的延伸,形成半岛状或柄状,成为不典型的靶形红细胞。也有部分靶形红细胞靶心部分的两端都向细胞边缘延伸,并与细胞边缘衔接,细胞淡染区被一分为二,或呈"日""B"字形态改变(图 2-71 ~ 图 2-76)。

【诊断价值】同靶形红细胞。

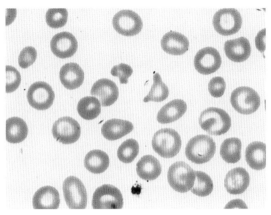

图 2-71 半岛形红细胞

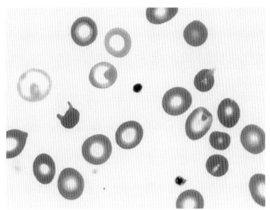

图 2-72 半岛形红细胞

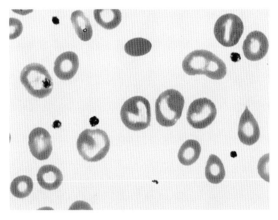

图 2-73 嗜多色性半岛形红细胞

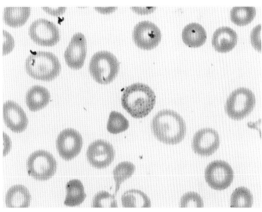

图 2-74 嗜碱性点彩半岛形红细胞

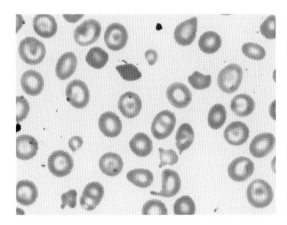

图 2-75 半岛形红细胞（含"日"字形
改变）

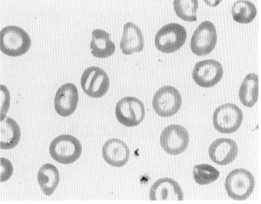

图 2-76 半岛形红细胞（含"日"字形
改变）

5. 口形细胞(stomatocyte)

【形态特点】 细胞中央有裂缝,中心淡染区呈扁平状改变,形似张开的口型。此类细胞属于细胞膜有缺陷,使 Na^+ 透过性增加,细胞膜变硬,因而脆性增加,致使细胞生存周期缩短。口形红细胞还可见嗜多色及点彩现象(图 2-77 ~ 图 2-84)。

【诊断价值】 正常人极少见,一般<4%。如有增高则常见于遗传性口形红细胞增多症、小儿消化系统疾病引起的贫血,也见于酒精中毒、某些溶血性贫血及肝病患者。

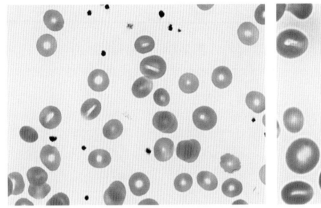

图 2-77　口形红细胞

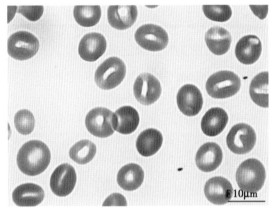

图 2-78　口形红细胞

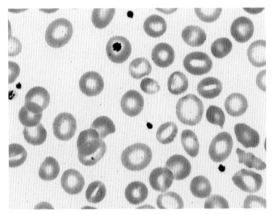

图 2-79　口形红细胞

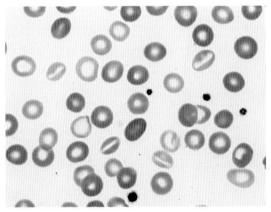

图 2-80　口形红细胞

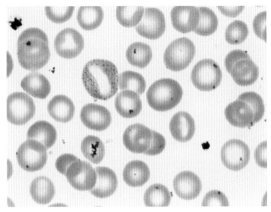

图 2-81　口形点彩红细胞

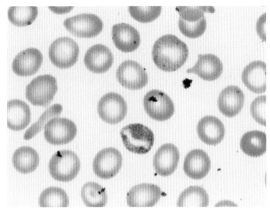

图 2-82　口形点彩红细胞

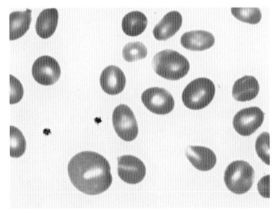

图 2-83　口形嗜多色性细胞

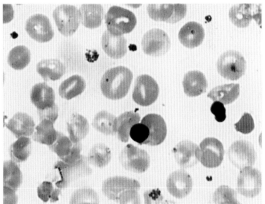

图 2-84　口形嗜多色性细胞伴红细胞
脱核现象

6. 镰形细胞(sickle cell)

【形态特点】细胞外形呈镰刀状、线条状等形态,长度约 15～20μm,着色极淡时也被称新月形红细胞(meniscocyte)。其形成原因是含有异常血红蛋白 S(HbS)的红细胞在缺氧的情况下溶解度降低,形成长形或尖形的结晶体,使得细胞膜发生变形。普通血片上查见镰形红细胞可能是在脾脏、骨髓或其他脏器的毛细血管中因缺氧而致的变形红细胞(图 2-85～图 2-88)。

【诊断价值】见于镰状细胞贫血。镰状细胞贫血可分为 HbS 纯合子的镰状细胞贫血,双重杂合子兼有 HbS 和 HbA 的镰状细胞贫血-地中海贫血和镰状细胞贫血-HbC 病。此类患者在缺氧条件下,血片中可查见大量镰状细胞。此病主要见于非洲国家,本图病例 4 幅图来自非洲患者。

31

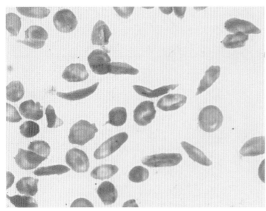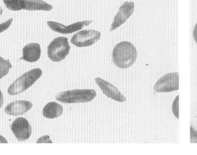

图 2-85　镰形细胞

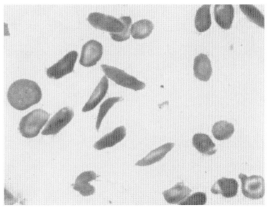

图 2-86　镰形细胞

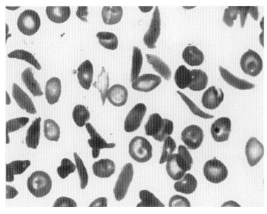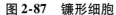

图 2-87　镰形细胞

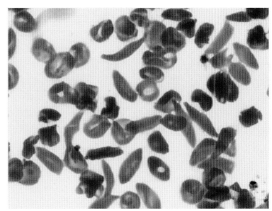

图 2-88　镰形细胞

7. 棘形细胞（acanthocyte）

【形态特点】红细胞表面有针尖状突起，其间距不规则，突起的长度和宽度也不规则。应注意与皱缩形红细胞和刺红细胞的区别（图 2-89～图 2-94）。如果凸起呈钝圆形，也称指状棘形红细胞。

【诊断价值】正常人偶见（<4%），多见于遗传性或者获得性 β-脂蛋白缺乏症，可高达70%～80%；也可见于脾切除术后、酒精中毒性肝脏疾病、尿毒症等。

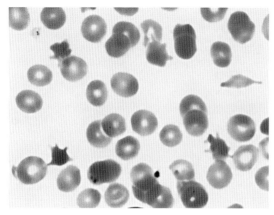

图 2-89　棘形细胞

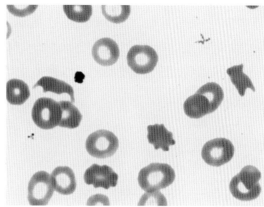

图 2-90　棘形细胞

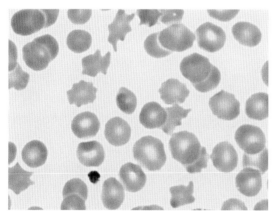

图 2-91　棘形细胞

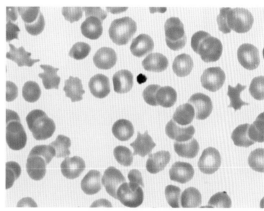

图 2-92　棘形细胞

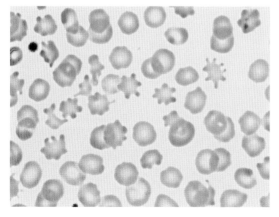

图 2-93　棘形细胞（指状）

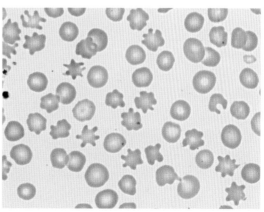

图 2-94　棘形细胞（指状）

8. 刺红细胞/锯齿状红细胞(echinocyte)

【形态特点】 刺红细胞也称为锯齿形红细胞,可因推片和制片不当、高渗或陈旧血等原因引起。红细胞周边呈锯齿形改变,锯齿排列紧密、大小间距很接近,齿端较尖。一般无临床意义(图2-95,图2-96)。

【诊断价值】 无诊断价值,多见于陈旧的血标本。

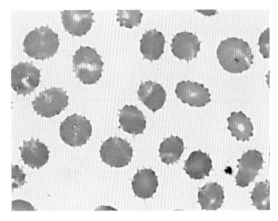

图 2-95　皱缩红细胞　　　　图 2-96　皱缩红细胞

9. 泪滴形红细胞(tear drop cell)

【形态特点】 成熟红细胞形态如泪滴状或梨状。其形成机制尚无定论,可能是由于细胞内含有 Heinz 小体或包涵体所致;或者为红细胞膜的某一部分被粘连而拉长的原因,其拉长的部分长短不一,因此形成的泪滴形细胞会有长短不一。嗜多色性细胞也可见泪滴形改变(图2-97～图2-102)。

【诊断价值】 正常人偶见,常<4%,但贫血和骨髓纤维化患者血片中会明显增加。

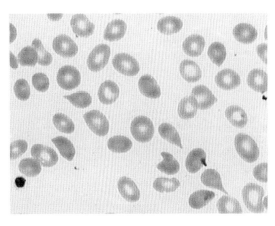

图 2-97　泪滴形红细胞　　　　图 2-98　泪滴形红细胞

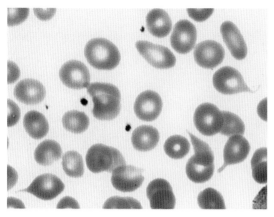

图 2-99 泪滴形红细胞

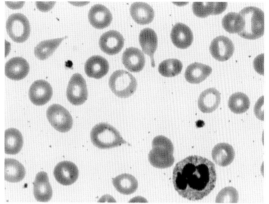

图 2-100 泪滴形红细胞

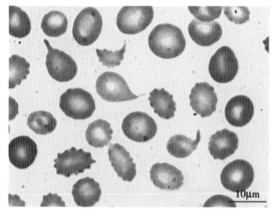

图 2-101 泪滴形红细胞和锯齿状红细胞

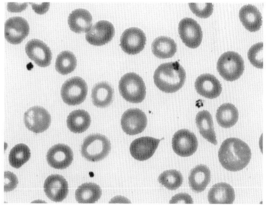

图 2-102 嗜多色性泪滴形红细胞

10. 裂红细胞(schistocyte)

【形态特点】为红细胞碎片(cell fragments)或不完整红细胞增多现象。可见细胞大小不一,外形不规则,出现各种异型改变,如毛刺形(burr)、盔形(helmet)、三角形(triangle)、扭转形(twist-shape)等。多为红细胞通过因阻塞而导致管腔狭小的微血管所致(图 2-103 ~ 图 2-110)。

【诊断价值】常见于弥散性血管内凝血、微血管病性溶血性贫血、血栓性血小板减少性紫癜、重型珠蛋白生成障碍性贫血、巨幼细胞性贫血、严重烧伤以及体外循环术中和术后等。正常人血片中裂片细胞应<1%。

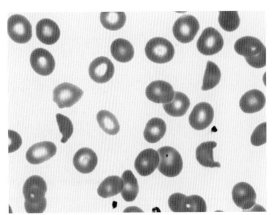

图 2-103　盔形红细胞

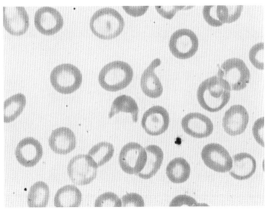

图 2-104　盔形红细胞

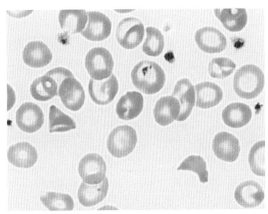

图 2-105　三角形和盔形红细胞

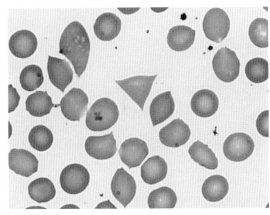

图 2-106　三角形及橄榄形红细胞

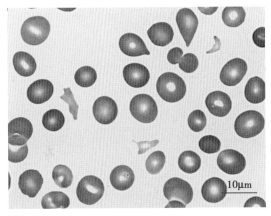

图 2-107　红细胞碎片

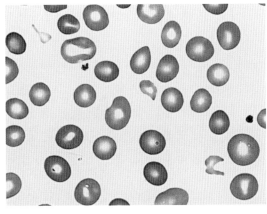

图 2-108　红细胞碎片

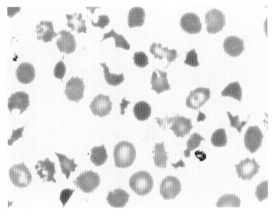

图2-109　红细胞碎片增多

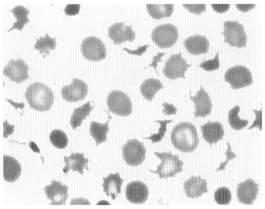

图2-110　红细胞碎片增多

11. 红细胞形态不整(poikilocytosis)

【形态特点】血涂片中出现各种异常形态改变的红细胞,其形态变化无明显规律性,出现各种不规则的奇异形状,如梨形、橄榄形、豆状、新月形、蝌蚪形、麦穗形、棒状、扭曲形等(图2-111～图2-120)。

【诊断价值】形态不整现象多在某些感染或严重贫血时出现,最常见于巨幼细胞性贫血。其产生的原因可能与化学因素如磷脂酰胆碱、胆固醇和丙氨酸有关,也可能是物理因素所致变形。碎片红细胞增多可导致阻抗法血细胞分析仪测定血小板结果假性增高。

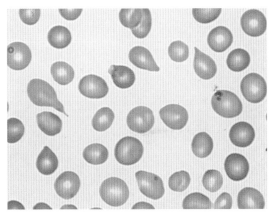

图2-111　红细胞形态不整-梨形

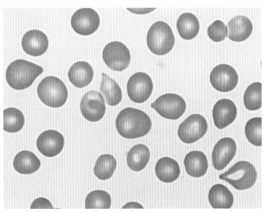

图2-112　红细胞形态不整-梨形

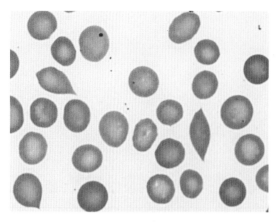

图 2-113　红细胞形态不整-橄榄形

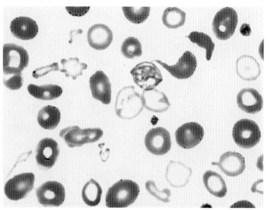

图 2-114　红细胞形态不整-豆状

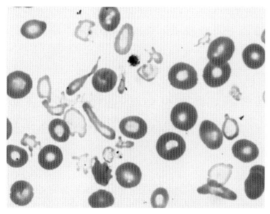

图 2-115　红细胞形态不整-蝌蚪形

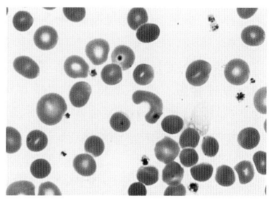

图 2-116　红细胞形态不整-新月形

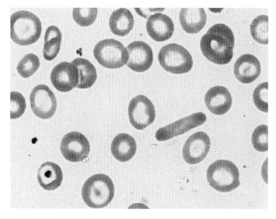

图 2-117　红细胞形态不整-棒状

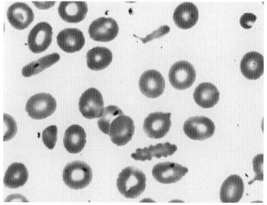

图 2-118　红细胞形态不整-棒状与麦穗状

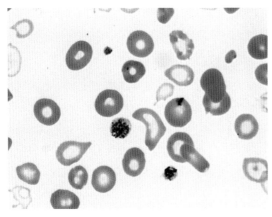

图 2-119　红细胞形态不整-弯曲形

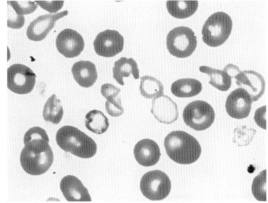

图 2-120　红细胞形态不整-扭转形（8字形）

12. 固缩红细胞（pyknocyte）

【形态特点】也称泡状细胞（blister cell），红细胞的一种异常形态改变。血红蛋白浓集到细胞的一边，而另一边显示出缺少血红蛋白而导致的"空白"现象（图 2-121 ~ 图 2-124）。

【诊断价值】可见于婴儿固缩细胞增多症（infantile pyknocytosis），婴儿病毒血症（infantile viremia），葡萄糖-6-磷酸脱氢酶缺乏症（G-6-PD）和丙酮酸激酶缺乏症。正常人发病率一般<1%。

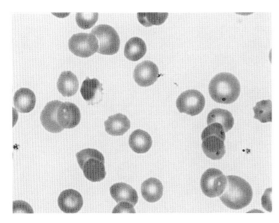

图 2-121　固缩红细胞

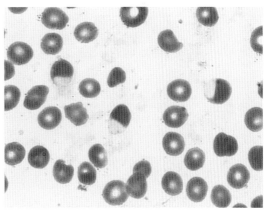

图 2-122　固缩红细胞

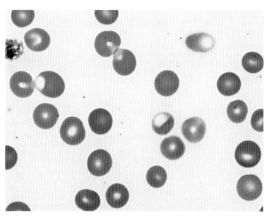

图 2-123　固缩红细胞

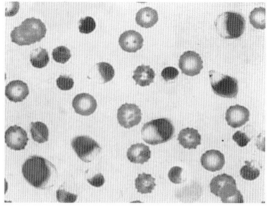

图 2-124　固缩红细胞增多

13. 咬痕红细胞(bite cell,degmacyte)

【形态特点】红细胞边缘出现一个或多个半圆形或椭圆形缺口,似被咬掉一部分。这些咬痕细胞是脾脏中的巨噬细胞清除变性的血红蛋白所导致(图 2-125 ~ 图 2-128)。

【诊断价值】正常人偶见,一般发病率<1%。增多可见于脾脏切除前的不稳定血红蛋白病、珠蛋白生成障碍性贫血等,亦可见于葡萄糖-6-磷酸脱氢酶缺乏症等。

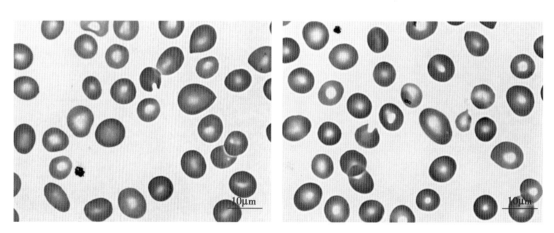

图 2-125　咬痕红细胞　　　　　　　图 2-126　咬痕红细胞

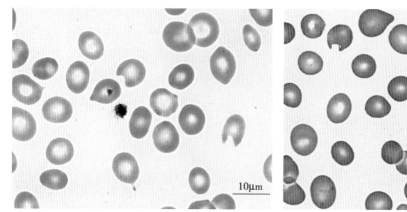

图 2-127　咬痕红细胞　　　　　　　图 2-128　咬痕红细胞

14. 皱缩红细胞(crenated cell)

【形态特点】红细胞因外界条件改变而引起的一种形态变化,如用生理盐水洗涤红细胞后,会因 pH 值偏高引起形态改变。红细胞出现皱缩时会在四周出现刺状突起现象(不仅仅是外周轮廓改变),严重的皱缩时细胞似球形红细胞,淡染区消失,球的四周都会出现刺样突起;贮存血、陈旧血标本也会出现红细胞皱缩、红细胞中心淡染区消失的现象(图 2-129 ~ 图 2-132)。

【诊断价值】正常人极少见到细胞皱缩现象,血液在 20℃ 放置过夜红细胞也会出现皱缩现象,尿毒症、肝病、丙酮酸激酶缺乏症患者常见此种异常形态。

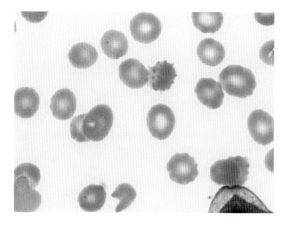

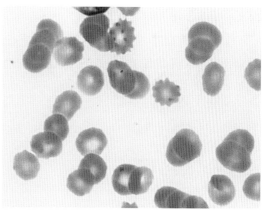

图 2-129　皱缩红细胞　　　　　　　图 2-130　皱缩红细胞

41

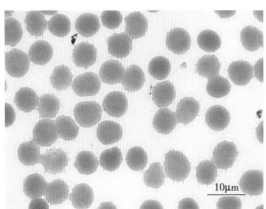
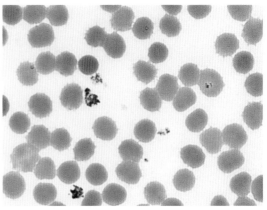

图 2-131　皱缩红细胞（陈旧血标本）　　　　图 2-132　皱缩红细胞（陈旧血标本）

五、红细胞内结构异常

指血涂片经过瑞姬染色后,在红细胞内部出现的一些结构,而导致的形态变化。本部分内容包括网织红细胞（煌焦油蓝染色）。血液细胞内出现寄生虫感染,将在专门章节中介绍。

1. 嗜碱性点彩红细胞（basophilic stippling cell）

【形态特点】在瑞氏或瑞姬染色条件下,成熟红细胞或幼红细胞内出现的蓝色点状物,该点状物为核糖核酸（RNA）。颗粒大小不等,多少不一。含有这种成分的红细胞属于未完全成熟红细胞。正常人血涂片中不到 1/10 000（图 2-133 ~ 图 2-138）。

【诊断价值】明显增多可能为重金属损伤细胞膜导致的中毒,如铅中毒时此种细胞会明显增加。各种贫血时骨髓造血功能旺盛,嗜碱性点彩红细胞增加。

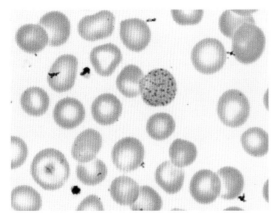
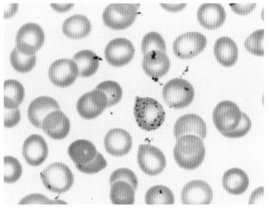

图 2-133　点彩红细胞　　　　　　　图 2-134　泪滴形点彩红细胞

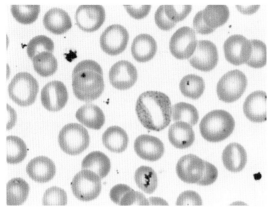

图 2-135　口型点彩红细胞

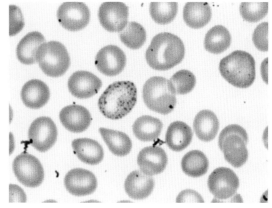

图 2-136　半岛形点彩红细胞

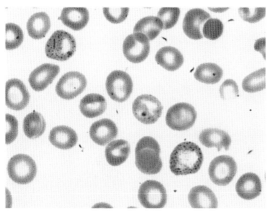

图 2-137　点彩红细胞增多

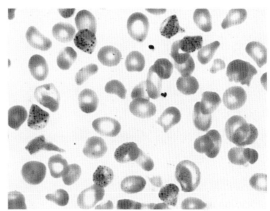

图 2-138　点彩红细胞增多

2. 豪焦小体(Howell-Jolly's body)

【形态特点】也称为染色质小体。成熟红细胞或幼红细胞包浆内含有一个或多个直径为 1 ~ 2μm 的暗紫红色圆形小体。已经证实这种小体为核碎裂或溶解后残余的部分(图 2-139 ~ 图 2-144)。

【诊断价值】多见于脾切除术后、无脾症、脾萎缩、脾功能低下;也见于血红蛋白病、某些贫血患者,巨幼细胞贫血时明显增多。

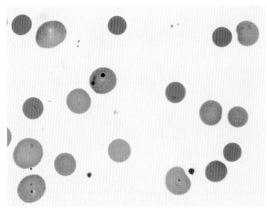

图 2-139　豪焦小体

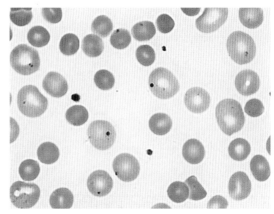

图 2-140　豪焦小体

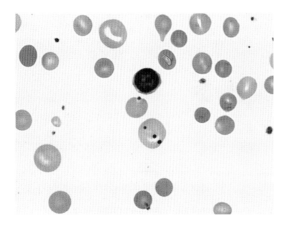

图 2-141　豪焦小体

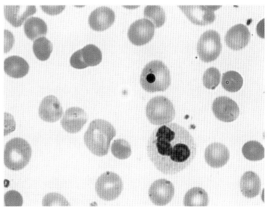

图 2-142　豪焦小体

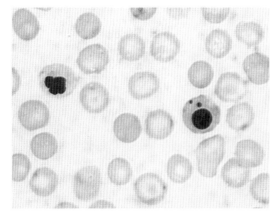

图 2-143　有核红细胞内的豪焦小体

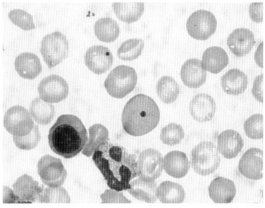

图 2-144　豪焦小体

3. 卡波环(Cabot ring)

【形态特点】 在嗜多色性或碱性点彩红细胞胞质中出现的紫红色环状结构。其形态为环状或扭曲成 8 字形或其他扭曲状态,环的大小不一,粗细不一。可能是胞质中蛋白质变性所致,常与豪焦小体同时存在(图 2-145 ~ 图 2-148)。

【诊断价值】 多见于白血病、巨幼细胞性贫血、增生性贫血、铅中毒或者脾切除术后。

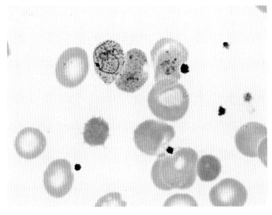

图 2-145　卡波环

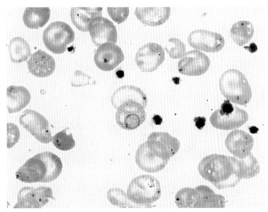

图 2-146　卡波环

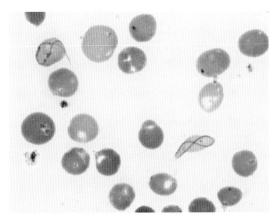

图 2-147　卡波环

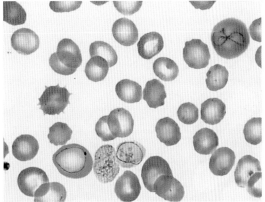

图 2-148　卡波环

4. 有核红细胞(nuclear RBC) 有核红细胞包括原红至晚幼阶段的所有有核红细胞,正常人外周血中很少见到有核红细胞或偶见晚幼红细胞,病理状态下可见到晚幼红细胞、中幼红细胞,甚至早幼红细胞等。本部分仅介绍外周血中病理情况下可发现的中、晚幼红细胞形态。

【形态特点】 晚幼红细胞直径 7 ~ 10μm,细胞呈圆形或椭圆形;细胞核多为圆形,居中或者偏位,约占细胞大小的 1/2,核染色质浓集,固缩成紫红色或紫黑色,副染色质可见或消失,有时可见到双核现象或者核呈花瓣样,有时可见到细胞核脱核现象;细胞核浆比明显减小,胞质可因血红蛋白合成是否完全而呈灰粉红色、淡琥珀色或淡粉红色。中幼红细胞直径 8 ~ 15μm,圆形或椭圆形;细胞核多圆形且居中,约占胞体的 2/3 ~ 3/4 大小,核染色质凝聚呈块状,副染色质明显且透亮,无核仁;细胞质丰富,由于血红蛋白合成渐渐增多、核糖体减少,使胞质呈现多色性,如蓝灰色到粉红色(图 2-149 ~ 图 2-156)。

【诊断价值】 见于新生儿或各种原因导致的贫血、血液系统疾病,放化疗患者则可见晚幼红细胞,偶见中幼红细胞。

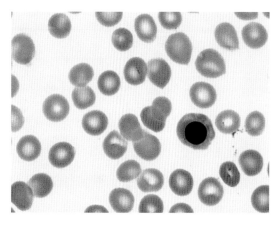

图 2-149　有核红细胞(晚幼红细胞)

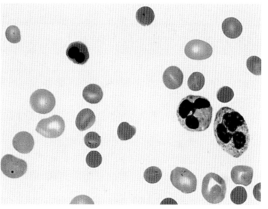

图 2-150　双核有核红细胞

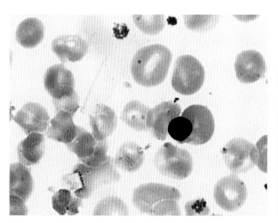

图 2-151　有核红细胞(脱核现象)

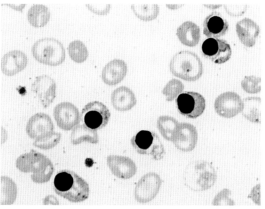

图 2-152　有核红细胞增多伴靶形红细胞增多

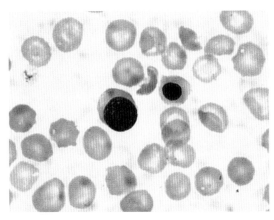

图 2-153　中幼红细胞与晚幼红细胞

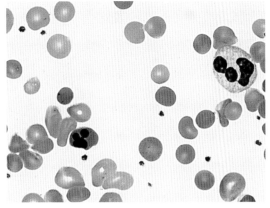

图 2-154　花瓣形核有核红细胞

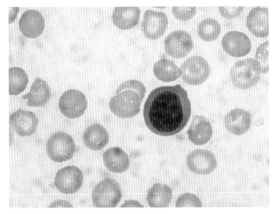

图 2-155　中幼红细胞

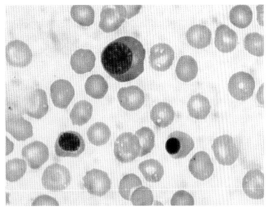

图 2-156　中幼红细胞与晚幼红细胞

5. 细胞有丝分裂

【形态特点】外周血中可见到细胞有丝分裂现象。有丝分裂中期可见染色体排列在细胞中央,呈菊花瓣样;有丝分裂后期染色体向两级分开,逐渐形成双丝球样(图 2-157,图 2-158)。

【诊断价值】血涂片中细胞有丝分裂现象增多,表示骨髓细胞增生活跃,常见于各种血液肿瘤或增生性贫血。

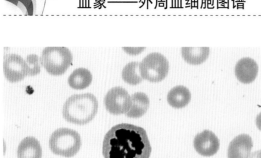

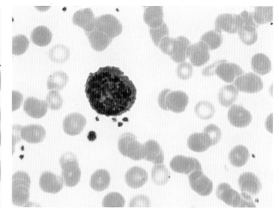

图 2-157　分裂相　　　　　　　　　　图 2-158　分裂相

6. 帕彭海默小体(Pappenheimer bodies)　在常规血涂片的红细胞内发现的非正常的嗜碱性铁颗粒小体,也称含铁小体或含铁血黄素颗粒,是由于红细胞吞噬了过量的铁所形成的细胞内包涵体的一种形式。

【形态特点】致密的深色或紫红色、球形或不规则形,较为细小的颗粒,一个或多个出现在细胞内,常邻近细胞边缘。其形态有别于嗜碱性点彩和豪焦小体(图 2-159 ~ 图 2-164)。

【诊断价值】正常人发病率<2%,在铁粒幼细胞性贫血、溶血性贫血和镰状细胞病患者中可见。

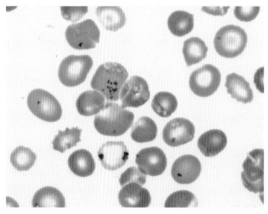

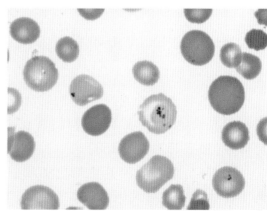

图 2-159　帕彭海默小体　　　　　　　图 2-160　帕彭海默小体

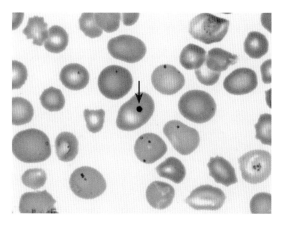

图 2-161 帕彭海默小体和豪焦小体（箭头）

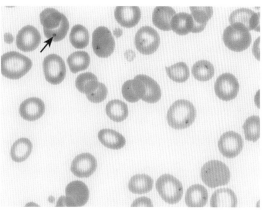

图 2-162 帕彭海默小体和豪焦小体（箭头,铁染色）

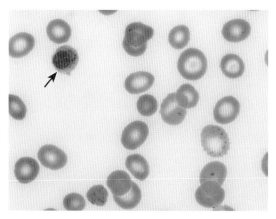

图 2-163 帕彭海默小体和有核红细胞（箭头,铁染色）

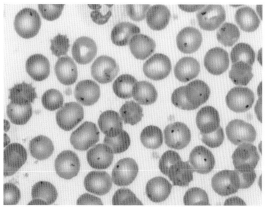

图 2-164 帕彭海默小体增多(铁染色)

7. 网织红细胞　网织红细胞(reticulocyte)是晚幼红细胞脱核后到完全成熟的红细胞之间的过渡细胞,其胞质中仍然残存有嗜碱性物质核糖核酸(ribonucleic acid,RNA)。因为是未成熟的红细胞,因此体积略大于成熟红细胞,直径在 $7 \sim 9 \mu m$。网织红细胞经煌焦油蓝染液活体染色后,嗜碱性物质可以凝聚成蓝黑色的颗粒。颗粒与颗粒连接呈线、线与线连接成网,因此被称为网织红细胞。红细胞内的网状结构越多,表示细胞越幼稚,其成熟程度可根据网状结构稀疏而分为 4 型。Ⅰ型:丝球形,红细胞内几乎被网状物质充满,多在骨髓中可见;Ⅱ型:网型,红细胞中央部分网状结构开始松散,一般在骨髓中多见;Ⅲ型:破网型,网状结构稀疏,呈不规则枝点状排列,外周血中可见少量;Ⅳ型:点粒型,呈分散的细颗粒、短丝状,外周血常见的就是这种类型。一般认为瑞姬染色后的嗜多色性红细胞,即是煌焦油蓝染色后的网织红细胞,其颜色越深,表示其含有的

RNA 成分越多,细胞越幼稚(图 2-165 ～ 图 2-170)。

　　网织红细胞经煌焦油蓝染色后,可以将网状结构显现出来,但是保持时间不长,网状结构会逐渐消失。将标本用瑞姬染色复染后,其网状结构则可以长久保持下去(图 1-169,图 1-170),有益于教学标本的保存。

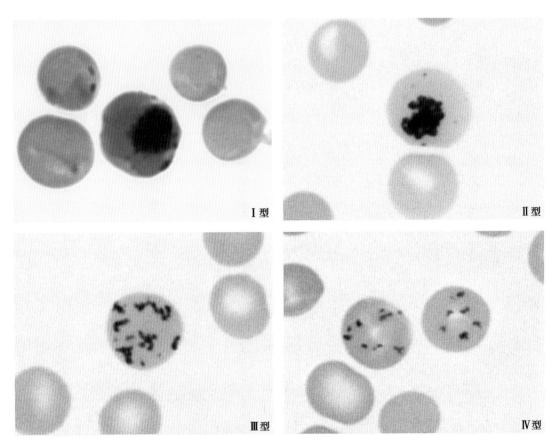

图 2-165　网织红细胞四型

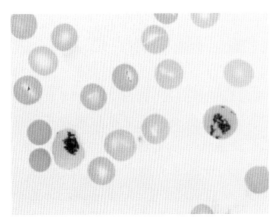

图 2-166　网织红细胞

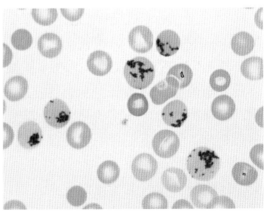

图 2-167　网织红细胞

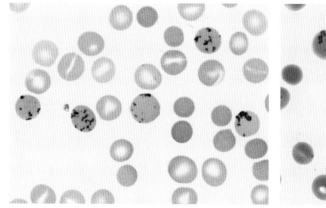

图 2-168 网织红细胞

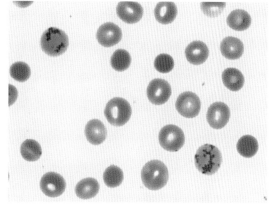

图 2-169 网织红细胞(瑞姬染液复染后)

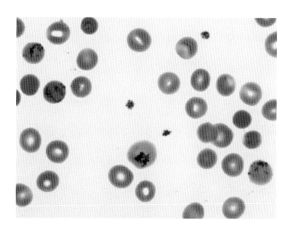

图 2-170 网织红细胞(瑞姬染液复染后)

六、红细胞内异常血红蛋白

在血红蛋白 H 症时,可以看到红细胞内,在亮甲酚蓝活体染色或煌焦油蓝活体染色条件下,红细胞内出现的异常结构,与诊断 α-地中海贫血有关。

1. 血红蛋白 H 症时红细胞内包涵体

【形态特点】在煌焦油蓝染色条件下,充满整个红细胞的包涵体呈蓝色颗粒状,大小略有不等,分布均匀,弥散沉淀,严重时整个红细胞基质消失,该细胞呈"芝麻饼"样,如图 2-171、图 2-172 中红色箭头所示(蓝色箭头为网织红细胞,两种形态完全不同)。

【诊断价值】见于重症 α-地中海贫血。

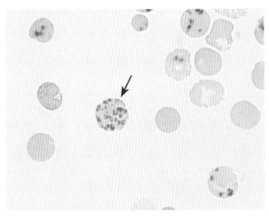

图 2-171　红细胞内包涵体

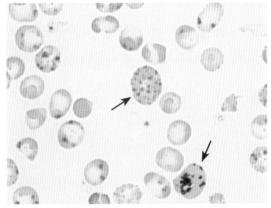

图 2-172　红细胞内包涵体（红箭）和网
织红细胞（蓝箭）

2. 海恩茨小体（Heniz bodise）

【形态特点】在煌焦油蓝染色条件下，在部分红细胞内的变性珠蛋白小体呈蓝色块状或颗粒状，大小不等，分布不均，较大的块状变性珠蛋白小体颜色较深（图 2-173，图 2-174）。

【诊断价值】见于部分血红蛋白病和不稳定血红蛋白病。

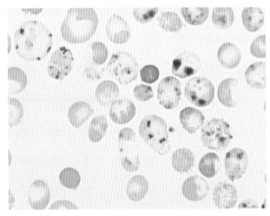

图 2-173　海恩茨小体

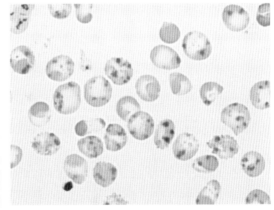

图 2-174　海恩茨小体

七、红细胞分布和排列情况

根据血涂片上红细胞分布情况，可以初步了解该样本的一些情况，包括对红细胞数量的初步核实，对影响红细胞计数准确性现象的筛检与判断，对异常红细胞分布情况进行评估。

1. 正常人红细胞分布　RBC:4.45×10^{12}/L,HGB:130g/L 时血涂片中红细胞分布情况见图 2-175、图 2-176。

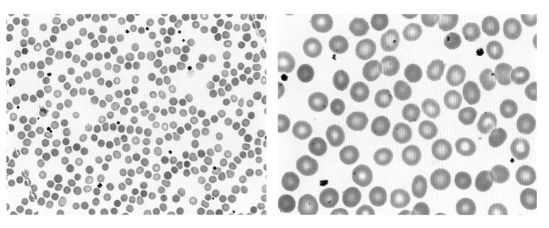

图 2-175　正常红细胞密度(×40)　　　图 2-176　正常红细胞密度(×100)

2. 贫血患者红细胞分布　RBC:1.73×10^{12}/L,HGB:50g/L 时血涂片中红细胞分布情况见图 2-177、图 2-178。

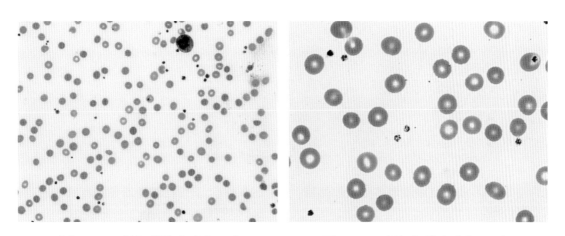

图 2-177　低红细胞密度(×40)　　　图 2-178　低红细胞密度(×100)

3. 红细胞增多患者红细胞分布　RBC:6.20×10^{12}/L,HGB:180g/L 时血涂片中红细胞分布情况见图 2-179、图 2-180。

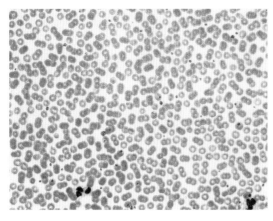

图2-179 高红细胞密度(×40)

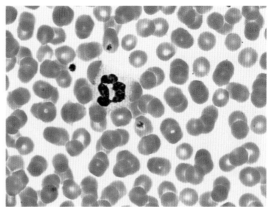

图2-180 高红细胞密度(×100)

4. 真性红细胞增多症患者红细胞分布 RBC:7.30×10^{12}/L,HGB:225g/L 时血涂片中红细胞分布情况见图2-181、图2-182。

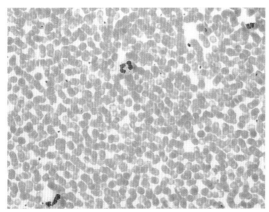

图2-181 真性红细胞增多症红细胞密度(×40)

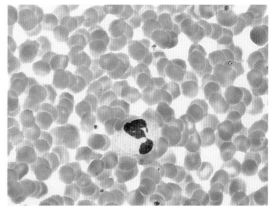

图2-182 真性红细胞增多症红细胞密度(×100)

5. 缗钱状形成(rouleaux formation)

【形态特点】当血浆中的某些蛋白,特别是纤维蛋白原和球蛋白增高时,可促使红细胞表面电荷发生改变,从而使红细胞之间相互粘连,形成缗钱状排列,也叫缗钱状形成(图2-183~图2-186)。

【诊断价值】提示血液黏度升高,常见于多发性骨髓瘤和巨球蛋白血症。

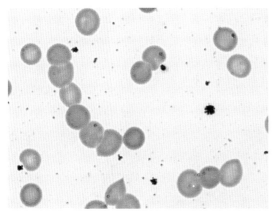

图 2-183　缗钱状形成

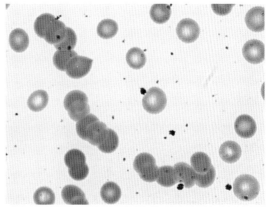

图 2-184　缗钱状形成

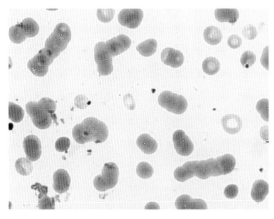

图 2-185　缗钱状形成

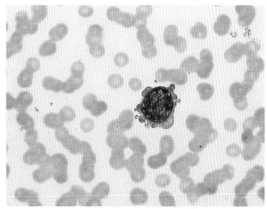

图 2-186　缗钱状形成(骨髓瘤病例)

6. 红细胞凝集(hemagglutination)

【形态特点】正常情况下红细胞均匀分布在血液中,当某些因素出现时会使得均匀悬浮在血液中的红细胞出现聚集成团现象。红细胞相互黏附在一起,难以对其形态进行观察,难以对其数量进行准确计数。最常见的是冷凝集现象,患者血液抽出后,当温度下降到32℃以下时,红细胞开始发生凝集现象,重新加温至37℃后,凝集现象可以消失,但非常严重者除外(图 2-187~图 2-192)。

【诊断价值】支原体肺炎、传染性单核细胞增多症、重症贫血、疟疾、骨髓瘤、腮腺炎、螺旋体病、恙虫病、肝硬化、自身免疫性溶血性贫血等疾病可出现冷凝集现象。

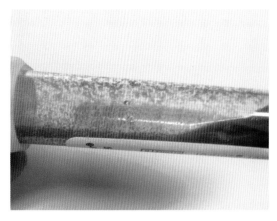

图 2-187 试管壁上出现的红细胞凝集现象

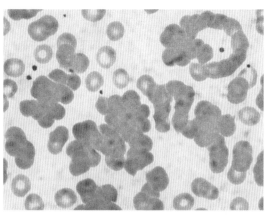

图 2-188 显微镜下红细胞凝集现象

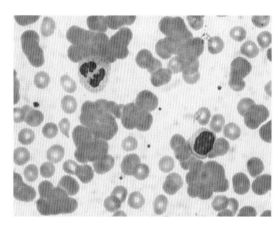

图 2-189 显微镜下红细胞凝集现象

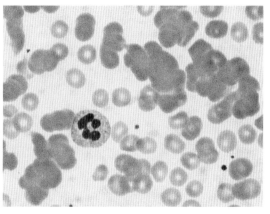

图 2-190 显微镜下红细胞凝集现象

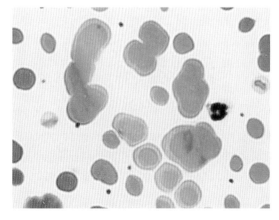

图 2-191 巨球蛋白血症患者红细胞凝集现象

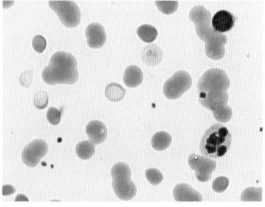

图 2-192 巨球蛋白血症患者红细胞凝集现象

八、外观和涂片观察

查看标本的外观和涂片染色之后的血片,可对涂片的颜色、表面现象进行观察,也是进行血涂片复检时应该关注的内容。例如乳糜血现象、脂血现象、高胆红素血现象、溶血现象、红细胞冷凝集现象等,都可以通过观察样本和涂片表面现象获得初步确认。而这些现象对红系检验许多参数的影响非常明显,并可影响到血红蛋白测定、白细胞测定及分类、血小板测定的准确性。观察抗凝血的外观改变,一般采用静止沉淀法(约 1~2 小时),或者离心沉淀法(3000rpm,5 分钟)观察血浆上清变化。

1. 乳糜血和脂血　乳糜血在 EDTA 抗凝管内经自然沉淀或离心沉淀后,可见血浆层呈乳白色,这种情况多出现于外源性或输入性脂肪乳注射液导致,脂肪乳注射液是一种能量补充药,是静脉营养的组成部分之一,为机体提供能量和必需脂肪酸,注射液本身即为乳白色。脂血则多见于患者血脂升高,特别是胆固醇和甘油三酯升高,EDTA 抗凝的脂血标本经自然沉淀或离心后,血浆不会出现肉眼可见的显著变化。制备血涂片(仪器或人工涂片)时,脂血可见血片表面出现许多空洞,而乳糜血不会出现这种现象(图 2-193~图 2-198)。

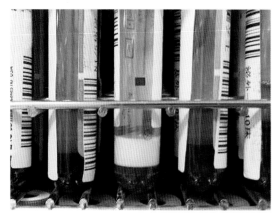

图 2-193　乳糜血外观

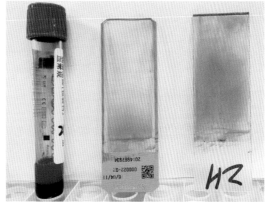

图 2-194　乳糜血及仪器和人工推片外观

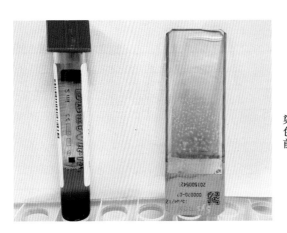

图 2-195　脂血标本外观和仪器推片外观

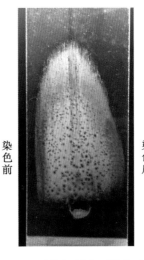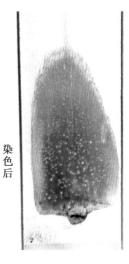

染色前　染色后

图 2-196　脂血人工推片外观

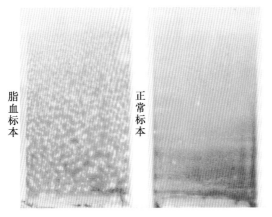

脂血标本　正常标本

图 2-197　脂血血膜与正常血片血膜对照

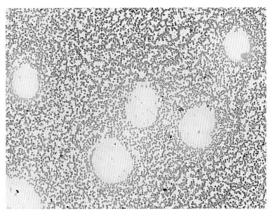

图 2-198　脂血镜下空泡现象(×10)

2. 冷凝集现象　标本在低于32℃的环境中出现的凝集现象,可影响红细胞计数、HCT、白细胞计数、血小板计数以及多项计算参数的结果。经37℃水浴30~60分钟后,大多数冷凝集现象可解聚。冷凝集标本可在试管壁出现肉眼可见的、细沙样的颗粒附着;弱冷凝集时,怀疑为冷凝集现象,可将标本暂放4℃冰箱内5分钟,取出后查看。冷凝集标本在推制血片时,片头部会出现空白,而凝集的细胞团块会被推向尾部。严重的冷凝集甚至完全不能推制成血涂片。这种血片无法观察或判断细胞形态,无法预估细胞分布和数量。镜下观察可见红细胞大面积团块样聚集(图 2-199 ~ 图 2-202)。

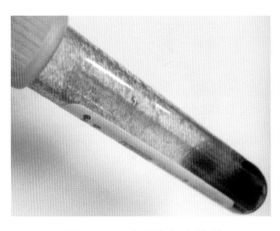

图 2-199　冷凝集标本外观

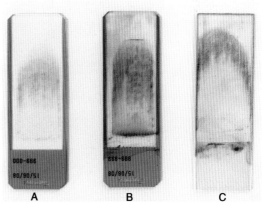

图 2-200　冷凝集血片外观

A. 仪器涂片未染色;B. 仪器涂片染色后;C. 人工涂片染色后

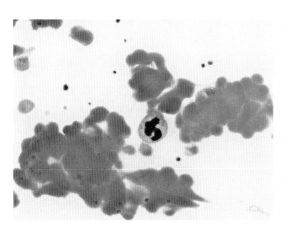

图 2-201　冷凝集血涂片(×100)

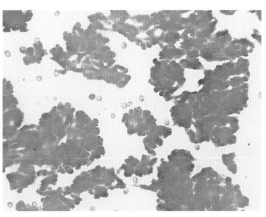

图 2-202　冷凝集血涂片(×40)

3. 高胆红素标本　高胆红素可影响血细胞分析仪的 HGB 测定结果,导致测定结果偏高,同时导致 MCH 和 MCHC 计算错误(图 2-203,图 2-204)。

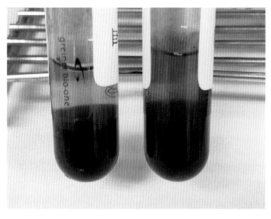

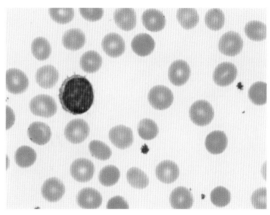

图 2-203　EDTA 抗凝高胆红素血标本
左:正常对照;右:EDTA 抗凝高胆红素
血标本

图 2-204　高胆红素血样本血涂片,红
细胞着色较深

4. 溶血标本　血标本出现溶血现象时,自然沉淀或离心沉淀可见血浆层出现粉红色到深红色甚至黑色的颜色改变,其颜色深浅与溶血程度呈正相关。推制的血片可见红细胞周围有粉红色晕环、面包圈样改变、细胞膜溶解、细胞破坏、细胞碎片增多、细胞模糊不清等现象(图 2-205,图 2-206)。

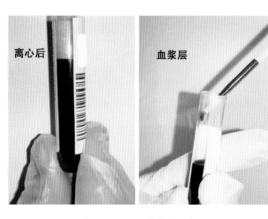

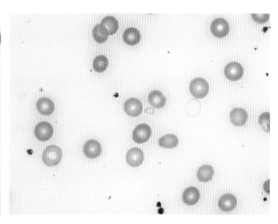

图 2-205　溶血标本

图 2-206　溶血标本的血涂片效果

5. 高白细胞标本外观和血片　标本自然沉淀或离心沉淀后,可见白细胞层明显增加,出现灰白色絮状沉淀物。推制血片后可见白细胞数量明显增加。白细胞数量极度增多可导致血细胞分析仪计数 RBC 出现偏高现象,HGB 测定不准确,MCH、MCHC 计算值出现错误(图 2-207,图 2-208)。

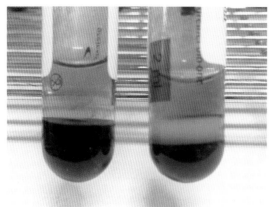

图 2-207 高白细胞标本
左:正常血标本;右:WBC 431.0×10⁹/L
血标本

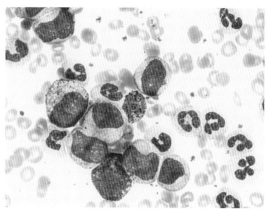

**图 2-208 高白细胞标本血涂片(慢性
粒细胞白血病病例)**

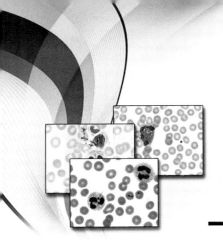

第三章　白系统细胞形态

白细胞(white blood cell, WBC;leukocyte)是外周血液中的有核细胞,其数量仅相当于红细胞数量的 0.1% ~ 0.2%。一般根据白细胞的形态特征可以将其划分为三大类,即粒细胞(granulocyte)、淋巴细胞(lymphocyte)和单核细胞(monc-

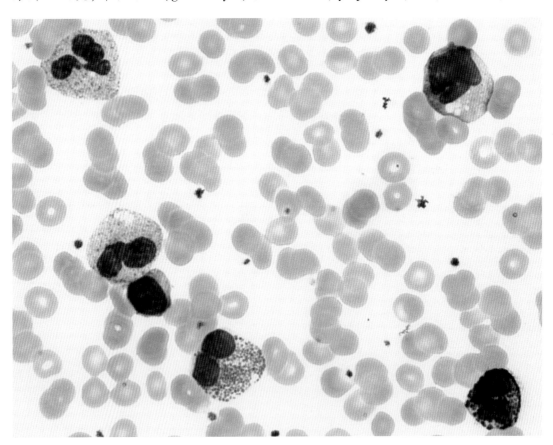

图3-1　五类正常白细胞形态
从左上到右下,细胞依次为:中性分叶核粒细胞,中性杆状核粒细胞、淋巴细胞、嗜酸性粒细胞、嗜碱性粒细胞;右上为单核细胞

cyte)。粒细胞的胞质中因含有特殊的颗粒,还可再根据颗粒化学特点及对瑞氏染料的亲和力不同,再划分为三个亚类,即中性粒细胞(neutrophil granulocyte)、嗜酸性粒细胞(eosinophil granulocyte)和嗜碱性粒细胞(basophil granulocyte)(图3-1)。白细胞在体内通过不同的方式、不同的机制消灭病原体,消除过敏原和参加免疫反应,产生抗体,是机体抵抗病原微生物等异物入侵的主要防线。淋巴细胞为人体免疫活性细胞,还可分为B淋巴细胞、T淋巴细胞和NK淋巴细胞等亚群,但在显微镜形态学观察上无法区分。

成熟的中性粒细胞数量占白细胞的绝大多数,但在外周血中贮留时间只有约10~12小时;B淋巴细胞约占淋巴细胞数量的15%~30%,寿命只有3~4天;T淋巴细胞占淋巴细胞数量的50%~70%,寿命可达数月至数年;NK细胞约占淋巴细胞数量的15%左右,其寿命约为数天到数周不等;单核细胞在外周血中停留的时间也只有1~3天。各类白细胞因其在对瑞氏染料(Wright Stain)或瑞姬染料(Wright-Gimmsa stain)的亲和力不同,细胞质、细胞核等染色所呈现的效果均不同,下面分别介绍。

一、正常白细胞形态

1. 中性分叶核粒细胞(neutrophilic segmented granulocyte)　外周血粒细胞中数量最多的一类细胞,因细胞核呈多个分叶状而得名。

【形态特点】细胞一般为圆形,直径多在10~15μm之间。细胞质丰富,在瑞氏染色条件下,胞质染粉红色并含有许多细小并分布均匀的淡紫红色颗粒。细胞核染为深紫红色,染色质紧密呈块状,核型弯曲呈多种形态的分叶状,叶与叶之间以细丝相连接,一般分叶在2~5个之间,并以2~3叶为多见(图3-2~图3-5)。正常人白细胞中约占50%~70%。

【诊断价值】急性感染或炎症,组织损伤或坏死,急性溶血,急性失血,急性

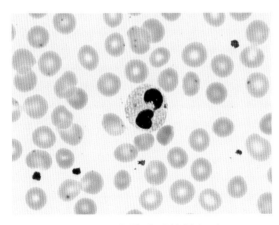

图3-2　中性分叶核粒细胞

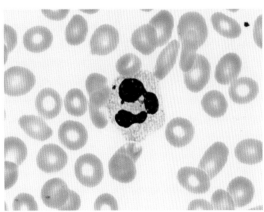

图3-3　中性分叶核粒细胞

中毒,恶性肿瘤等疾病会明显增高。某些病毒感染,慢性理化损伤,再生障碍性贫血,脾功能亢进和甲亢,免疫性病等疾病则会出现降低。

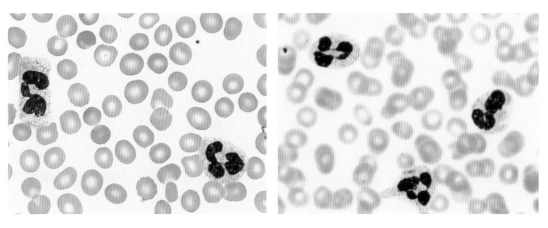

图 3-4　中性分叶核粒细胞　　　　　　图 3-5　中性分叶核粒细胞

2. 中性杆状核粒细胞(neutrophilic stab granulocyte)　接近完全成熟的中性粒细胞。

【形态特点】与中性分叶核粒细胞在大小、染色、胞质和颗粒方面相同,唯有细胞核形态略有不同,其最窄处与最宽处之比通常认为应该大于1/3。但日本学者认为必须是丝状连接才可归纳到分叶核中。核型一般呈不分叶的杆状,有时候也呈C形、S形、L形、U形、甚至环形核(O形)或不规则形(图3-6～图3-13)。正常人白细胞中常<5%。

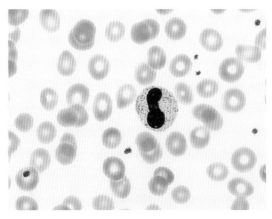
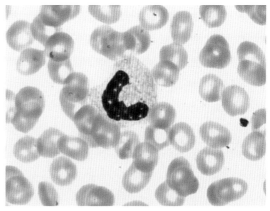

图 3-6　杆状核粒细胞　　　　　　图 3-7　杆状核粒细胞(C形核)

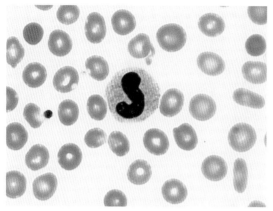

图 3-8 杆状核粒细胞（S 形核）

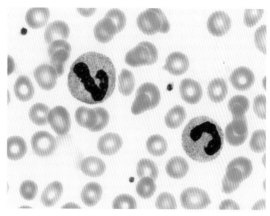

图 3-9 杆状核粒细胞（L 形和 C 形核）

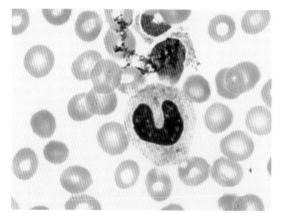

图 3-10 杆状核粒细胞（U 形核）

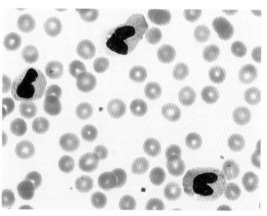

图 3-11 杆状核粒细胞增高

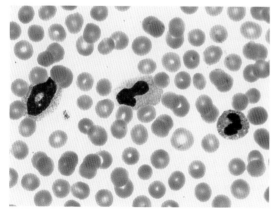

图 3-12 杆状核与环形核细胞

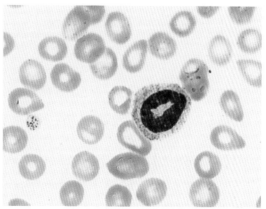

图 3-13 环形核细胞

【诊断价值】杆状核细胞超过5%被称为核左移,常见于急性化脓性感染、急性失血、急性中毒、急性溶血。杆状核细胞比例越高,表示感染越严重。

3. 核分叶过多(hypersegmentation) 外周血中性粒细胞核分叶超过5叶,相对数量超过3%以上时,称为核右移。

【形态特点】中性粒细胞核分叶过多,一般超过5叶以上,甚至可达10叶之多,细胞体积增大。如见到核染色质疏松,是细胞老化的一种表现(图3-14~图3-17)。正常人白细胞中常<3%。

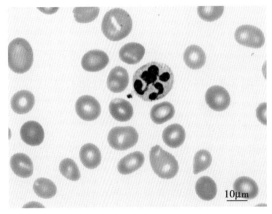

图3-14 多分叶核粒细胞

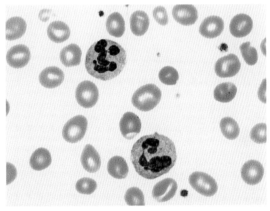

图3-15 多分叶核粒细胞

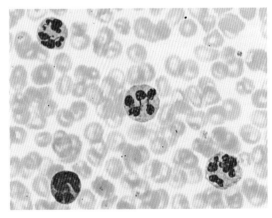

图3-16 多分叶核粒细胞(核右移)

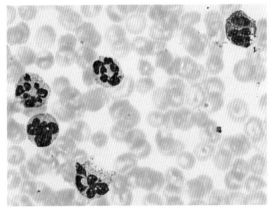

图3-17 多分叶核粒细胞(核右移)

【诊断价值】多见于巨幼细胞贫血或应用抗代谢药物治疗。

4. 中性粒细胞鼓槌小体(neutrophil drumstick) 是中性粒细胞特有的核突出物,也叫核棘突,在女性或男性的外周血涂片中均可见到。

【形态特点】女性的中性粒细胞核上可见到直径1.2~1.5μm的、形如网球拍或鼓槌的小突起,通过不足0.5μm的细长柄与细胞核相连,鼓槌体染色呈紫红或紫黑色,是失活的X染色体浓缩而成。男性中性粒细胞核的鼓槌体尺寸明显小于女性,呈现一种小型的高尔夫球棍形,与来自男性的 Y 染色体有关(图 3-18 ~ 图 3-21)。

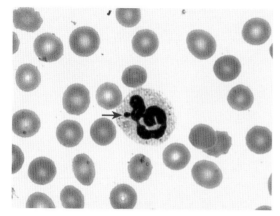

图 3-18　中性粒细胞鼓槌小体
（女性血标本）

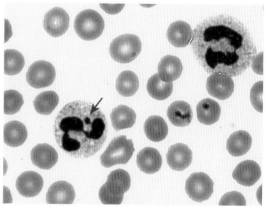

图 3-19　中性粒细胞鼓槌小体
（女性血标本）

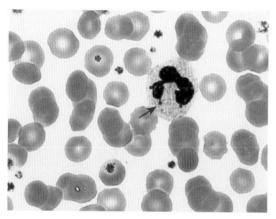

图 3-20　中性粒细胞鼓槌小体
（男性血标本）

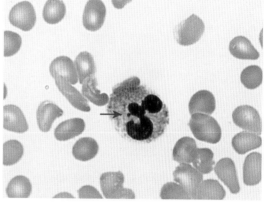

图 3-21　中性粒细胞鼓槌小体
（男性血标本）

【诊断价值】正常白细胞上的核突起物。有研究报告,根据鼓槌形态大小和数量多少,可分辨血液样本来自男性或女性,或者与性别鉴定有关。

5. 嗜酸性粒细胞(eosinophil granulocyte)　粒细胞中的一种。

【形态特点】细胞呈圆形,直径在 11 ~ 16μm。胞质内充满粗大、整齐分布的砖红色或橘红色嗜酸性颗粒,折光性强,有时颗粒分布不均或有减少。细胞核多分为两叶,典型特征呈眼镜状,深紫色,也可见到杆状核或分 3 ~ 4 叶核的嗜酸性粒细胞(图 3-17 右上)。嗜酸性粒细胞易破,造成细胞膜破裂,嗜酸性颗粒流散出来(图 3-22 ~ 图 3-31)。正常人白细胞中约占 1% ~ 5%。

【诊断价值】过敏性疾病、某些皮肤病、寄生虫感染、某些恶性肿瘤及血液系统疾病,嗜酸性粒细胞会增高。伤寒、副伤寒,长期应用肾上腺皮质激素治疗

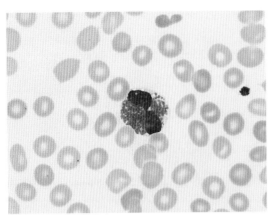

图 3-22　嗜酸性粒细胞

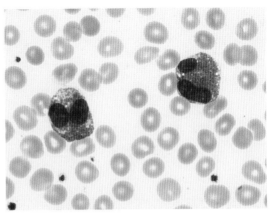

图 3-23　嗜酸性粒细胞

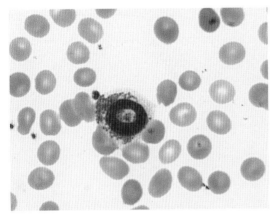

图 3-24　环形核嗜酸性粒细胞

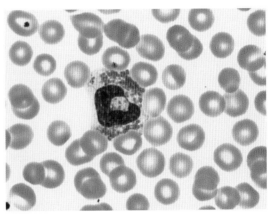

图 3-25　颗粒减少的杆状核嗜酸性粒细胞

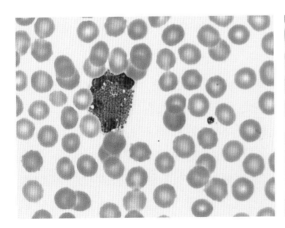

图 3-26　分叶核嗜酸性粒细胞（四叶核）

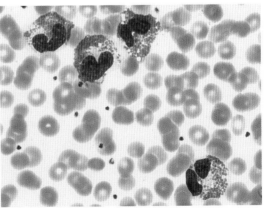

图 3-27　嗜酸性粒细胞增多

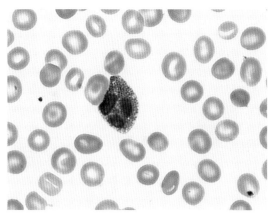

图 3-28　嗜酸性粒细胞（三叶核）

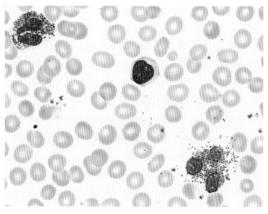

图 3-29　嗜酸性粒细胞（右下为细胞膜破裂）

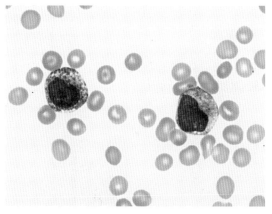

图 3-30　幼稚嗜酸性粒细胞

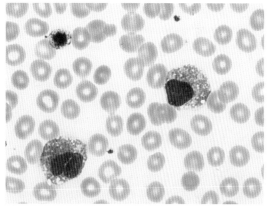

图 3-31　成熟嗜酸性粒细胞和幼稚嗜酸性粒细胞

或大手术,应激状态时会有减少。

6. 嗜碱性粒细胞(basophil granulocyte)　粒细胞中数量最少的一种。

【形态特点】胞体呈圆形,直径在 $10 \sim 12\mu m$。胞质呈紫红色,含有明显粗大、多少不均、排列不规则的黑蓝色嗜碱性颗粒,颗粒常覆盖于细胞核上。细胞核多为 $2 \sim 3$ 分叶,而嗜碱性颗粒常覆盖其中,以致细胞核分叶看不清楚(图 3-32 ~ 图 3-37)。正常人白细胞中约占 $0 \sim 1\%$。

【诊断价值】嗜碱性粒细胞增高非常少见,有可能在某些过敏性疾病、恶性肿瘤、某些罕见的血液病、某些内分泌疾病或传染病患者中出现升高现象。

69

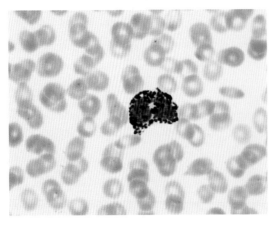

图 3-32　分叶核嗜碱性粒细胞

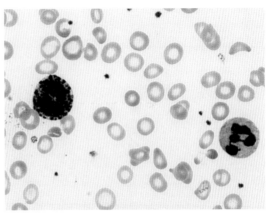

图 3-33　杆状核嗜碱性粒细胞和中性
粒细胞

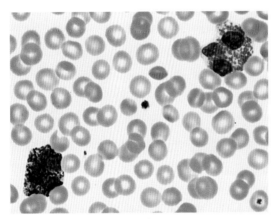

图 3-34　嗜碱性粒细胞与嗜酸性
粒细胞

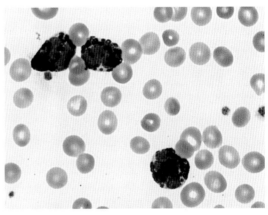

图 3-35　嗜碱性粒细胞增多

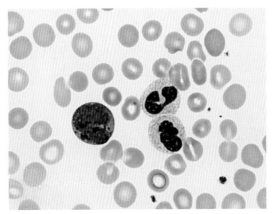

图 3-36　幼稚嗜碱性粒细胞

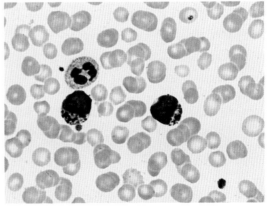

图 3-37　幼稚嗜碱性粒细胞

7. 淋巴细胞(lymphocyte)　可分为大淋巴细胞与小淋巴细胞。

【形态特点】大淋巴细胞直径在 10 ~ 15μm。胞质含量丰富,呈透明的蔚蓝色,内含少量紫红色嗜天青颗粒。核呈圆形、卵圆形或多边形,边缘可偶有凹陷,核染深紫红色,染色质粒密集成块状。小淋巴细胞直径多在 6 ~ 10μm。胞质量较少,甚至看不到胞质,呈深蓝色。细胞核多为圆形或椭圆形,比大淋巴细胞的核小,染深紫红色,染色质密集成块状(图 3-38 ~ 图 3-45)。正常人外周血中约占 20% ~ 40% 。

【诊断价值】儿童期淋巴细胞比例较高,6 ~ 7 岁时逐渐降低。病毒感染性疾病、某些细菌感染性疾病、传染性单核细胞增多症、淋巴细胞恶性疾病、再生障碍性贫血、粒细胞缺乏症、某些自身免疫性疾病、肿瘤及慢性炎症等疾病,淋巴细胞比例可升高。

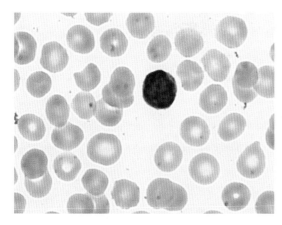

图 3-38　小淋巴细胞

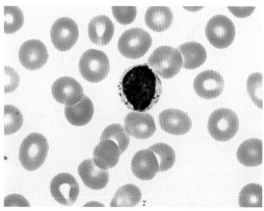

图 3-39　小淋巴细胞

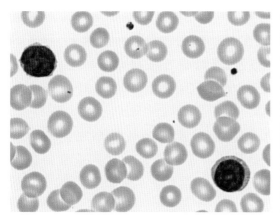

图 3-40　小淋巴细胞

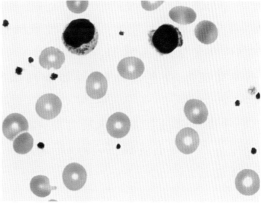

图 3-41　淋巴细胞

71

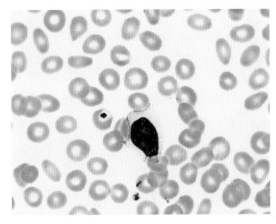

图 3-42　大淋巴细胞

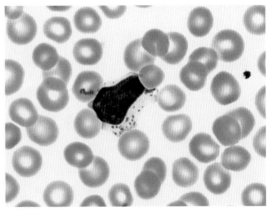

图 3-43　大淋巴细胞

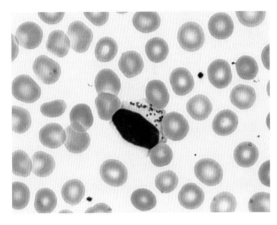

图 3-44　大淋巴细胞

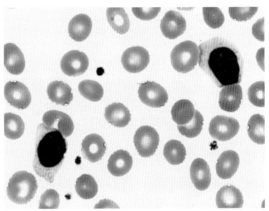

图 3-45　大淋巴细胞

8. 单核细胞(monocyte)

【形态特点】细胞个体较大,直径在 14～20μm,呈圆形或卵圆形。胞质量较多,呈淡蓝或灰蓝色,内含有较多细小、灰尘样紫红色沙粒。细胞核大,核形不规则,可呈肾形、马蹄形、"山字"形等多种形态,有时核可呈扭曲或折叠状;染色为淡紫红色,染色质细致,疏松如网状(图 3-46～图 3-53)。正常人外周血中约占 3%～8%。

【诊断价值】某些感染可见单核细胞升高,急性感染的恢复期可见单核细胞升高。某些血液病,如粒细胞缺乏症、骨髓增生异常综合征时可见单核细胞一过性增高。

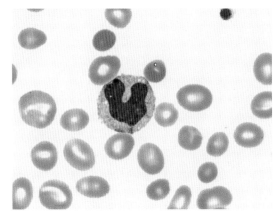

图 3-46　单核细胞

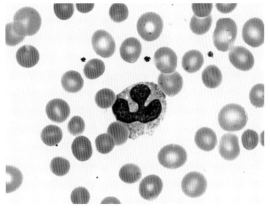

图 3-47　单核细胞

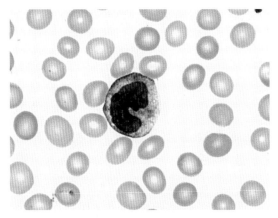

图 3-48　单核细胞

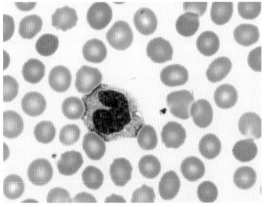

图 3-49　单核细胞

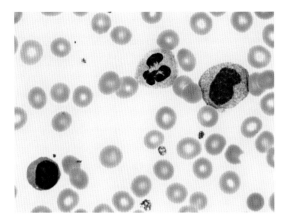

图 3-50　淋巴细胞、单核细胞和中性粒细胞

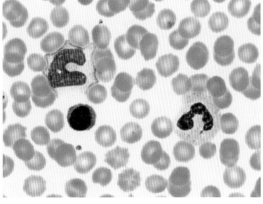

图 3-51　淋巴细胞、单核细胞和中性粒细胞

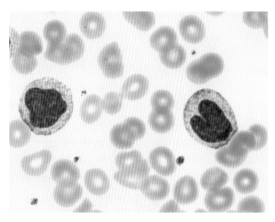
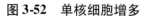
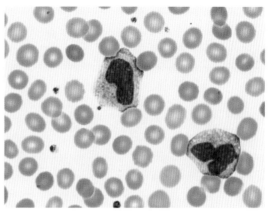

图 3-52　单核细胞增多　　　　　　　图 3-53　单核细胞增多

二、中性粒细胞毒性变化

中性粒细胞的毒性改变：在严重传染病、化脓性感染、中毒、恶性肿瘤、大面积烧伤等各种毒性因素的作用下，中性粒细胞可有多种形态学改变，包括出现中性粒细胞体积大小不等、中毒颗粒、空泡、杜勒小体、退行性变等现象。

1. 细胞大小不均（anisocytosis）　这可能是在内毒素等作用下，骨髓内中性粒细胞的前期细胞发生顿挫性不规则分裂导致。某些型号血细胞分析仪具有判断白细胞体积大小不等的研究性参数。

【形态特点】表现为中性粒细胞胞体出现体积大小悬殊现象（图 3-54 ~ 图 3-57）。

【诊断价值】见于病程较长的化脓性炎症或慢性感染。

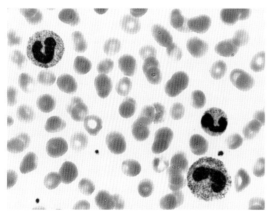
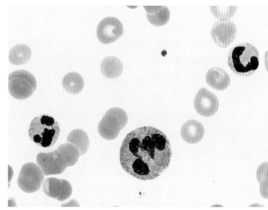

图 3-54　中性粒细胞体积大小不均　　　图 3-55　中性粒细胞体积大小不均

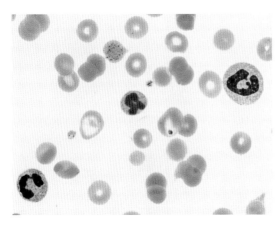

图 3-56　中性粒细胞体积大小不均

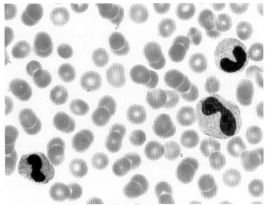

图 3-57　中性粒细胞体积大小不均

2. 中毒颗粒(toxic granulation)　中性粒细胞胞质中出现的粗大紫色或蓝黑色的颗粒,称为中毒性颗粒,或称为多颗粒中性粒细胞。

【形态特点】比正常颗粒粗大、大小不等、分布不均,颗粒呈黑色或紫黑色。有时颗粒很粗大,易与嗜碱性粒细胞混淆,也有时稀少,散在于细胞颗粒之中(图3-58～图3-61)。

【诊断价值】在较严重的化脓性感染及大面积烧伤等情况下多见。

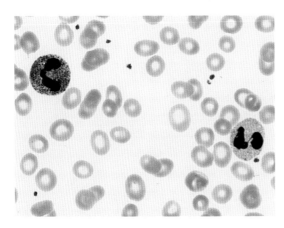

图 3-58　中性粒细胞中毒颗粒

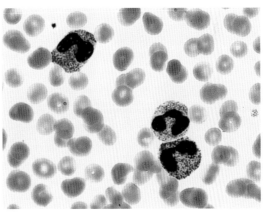

图 3-59　中性粒细胞中毒颗粒

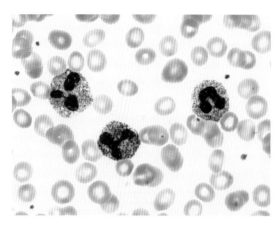 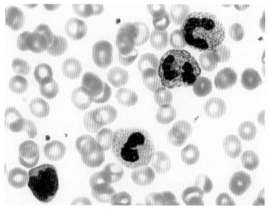

图3-60　中性粒细胞中毒颗粒　　　　图3-61　中性粒细胞中毒颗粒

3. 空泡形成(vacuolation)　中性粒细胞胞质内出现空泡现象。

【形态特点】可单个出现,但经常为多个空泡一起出现,空泡大小不等,也可出现在细胞核上(图3-62~图3-65)。正常人偶见,常<4%。

【诊断价值】被认为是细胞受损后,胞质发生脂肪变性或颗粒缺失所致,也提示细胞发生吞噬现象。常见于严重感染。

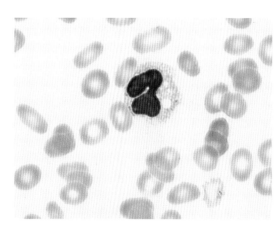 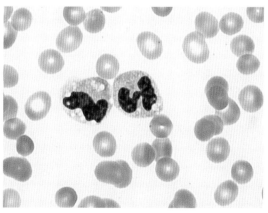

图3-62　空泡形成　　　　　　　　　图3-63　空泡形成

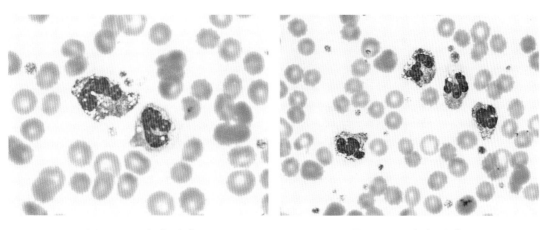

图 3-64　空泡形成　　　　　　　　　　图 3-65　空泡形成

4. 杜勒小体(Döhle body)　杜勒小体是中性粒细胞胞质因毒性改变而保留的嗜碱性区域,是胞质局部不成熟、核与质发育不平衡的表现。

【形态特点】杜勒小体可呈圆形、梨形或云雾状等多种形态,界限不清,染色后呈灰蓝色,直径约 1~2μm(图 3-66~图 3-69)。正常人偶见,常 <2%。

【诊断价值】常见于严重感染,如猩红热、白喉、肺炎、麻疹、败血症、烧伤等。

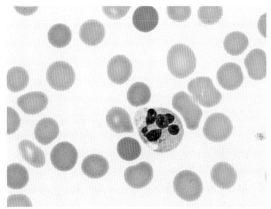

图 3-66　杜勒小体

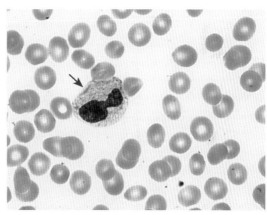

图 3-67　杜勒小体

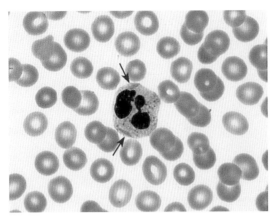
图 3-68　杜勒小体

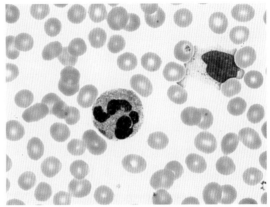
图 3-69　杜勒小体

5. 退行性变(degeneration)　细胞出现胞体肿大、结构模糊、边缘不整、核固缩、核肿胀及核溶解等现象。

【形态特点】①核变性:可有核固缩、核溶解和核碎裂等现象。细胞核发生固缩时,核染质凝集呈深紫色粗大凝块状。②核溶解:胞核膨胀增大,常伴有核膜破碎,核染质结构松散或模糊,着色浅淡。③细胞质破裂后消失,只剩下胞膜,则呈裸核或蓝细胞(图 3-70 ~ 图 3-75)。

【诊断价值】见于衰老细胞。

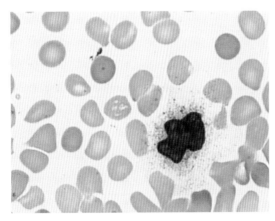
图 3-70　退化细胞(胞体肿大,结构模糊)

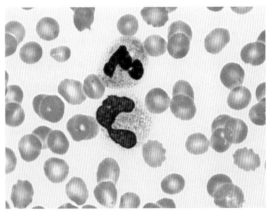
图 3-71　退化细胞(核肿胀,胞膜溶解)

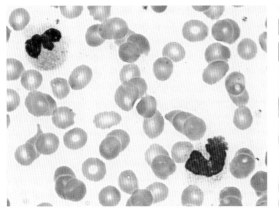

图 3-72　退化细胞(胞核肿胀,膜破碎)　　　　图 3-73　退化细胞(裸核)

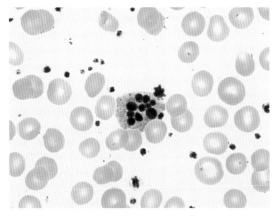

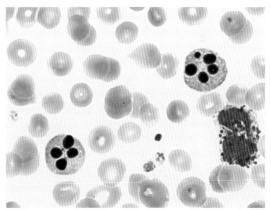

图 3-74　核固缩　　　　　　　　　　　图 3-75　核固缩

三、其他中性粒细胞异常形态

1. 多颗粒(hypergranulation)与少颗粒(hypogranulation)中性粒细胞　　根据中性粒细胞胞质内颗粒多少而进行的一种形态学划分,在 ICSH 最新公布的血细胞异常形态中对此进行了描述。

【形态特点】在中性粒细胞胞质中,可见明显增多的颗粒,形态与粗大的中毒性颗粒相同。相反另一些细胞质中的颗粒明显减少或者消失,称为少颗粒或乏颗粒中性粒细胞(图 3-76～图 3-79)。

79

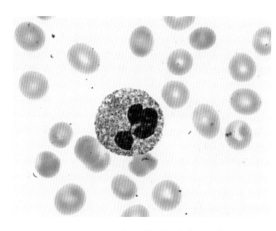

图 3-76　多颗粒中性粒细胞

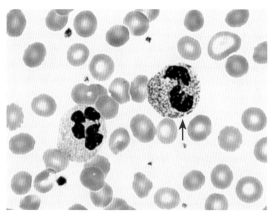

图 3-77　多颗粒中性粒细胞(箭头)

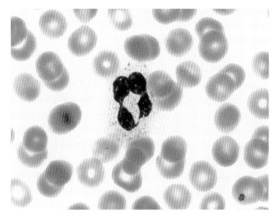

图 3-78　少颗粒中性粒细胞

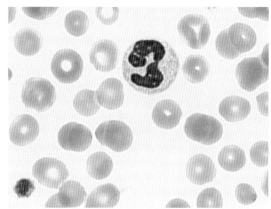

图 3-79　少颗粒中性粒细胞

2. 少颗粒中性粒细胞及髓过氧化物酶缺乏(hypogranulation and pulp peroxidase deficiency)　中性粒细胞内的颗粒主要包括嗜天青颗粒与特异性颗粒两类。嗜天青颗粒是在细胞的早幼粒阶段形成,是一种含有过氧化酶的、球形或椭圆形颗粒;特异性颗粒是在中幼粒阶段形成,不含过氧化酶。嗜天青颗粒内含有髓过氧化物酶等多种酶类和化学成分,它借助溶酶体的作用可提供给中性粒细胞,使其具有杀灭和消化功能;嗜天青颗粒还可以与活性的 NADH 或 NADPH 氧化酶产生氧化物和过氧化氢,他们一起可以对噬入的微生物起到杀灭和消化的作用。因此观察中性粒细胞的颗粒多少与是否缺失,对判断个体抵抗微生物侵袭、抗感染能力有一定意义。

在某些中性粒细胞中可见到颗粒缺失情况,经过氧化物酶(peroxidase, POX)染色,可以判断中性粒细胞过氧化物酶含量情况,对细胞鉴别,疾病诊断和治疗具有临床应用价值。

【形态特点】中性粒细胞颗粒减少或缺如,导致中性粒细胞胞质出现灰蓝色。经过氧化物酶染色后的血片,胞质内可呈现含蓝绿色或棕褐色颗粒或呈片状分布的细胞为阳性细胞,仅有少许棕褐色颗粒为弱阳性细胞,无棕褐色颗粒为阴性细胞(图 3-80~图 3-85)。

【诊断价值】用于鉴别细胞,特别是骨髓细胞类别时的一种技术手段。正常人群粒细胞呈阳性;单核细胞呈阴性或弱阳性;幼红细胞、浆细胞、巨核细胞、淋巴细胞呈阴性。髓过氧化物酶缺乏症患者,中性粒细胞呈阴性或弱阳性。

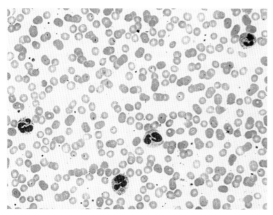

图 3-80　大量缺颗粒中性粒细胞(×40)

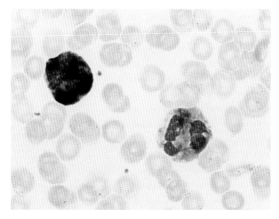

图 3-82　阳性细胞和弱阳性细胞
(POX 染色)

图 3-81　缺颗粒中性粒细胞

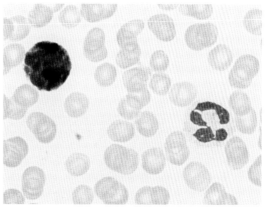

图 3-83　阳性细胞和阴性细胞(缺颗粒,POX 染色)

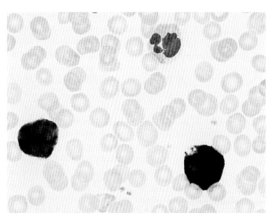

图 3-84　强阳性、阳性、弱阳性和阴性
细胞(POX 染色)

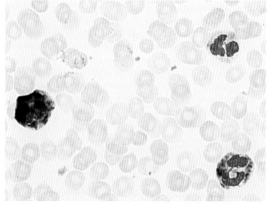

图 3-85　强阳性、弱阳性和阴性细胞
(POX 染色)

3. 巨大杆状核中性粒细胞(gaint stab granulocyte) 　巨大杆状核中性粒细胞是一种异常形态的白细胞,病理情况下可见,简称巨杆。

【形态特点】细胞体积较大,直径可在 20μm 左右。胞质内颗粒明显易见。细胞核染色质较疏松,偶可见空泡,核型样式有 C 形、S 形、环形等多种样式。

【诊断价值】常见于巨幼细胞贫血、某些髓系白血病、MDS 等。在这些病例中有时还可见到巨大中性晚幼粒细胞(图 3-86～图 3-91)。

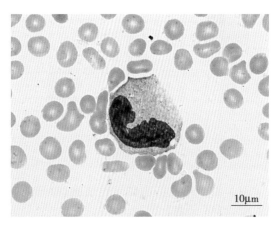

10μm

图 3-86　巨大杆状核细胞(C 形核)

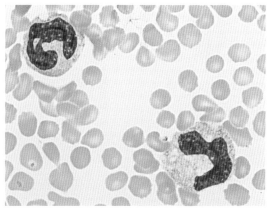

图 3-87　巨大杆状核细胞(C 形核)

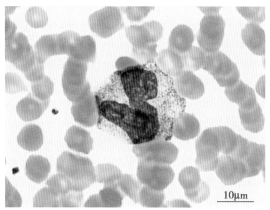

图 3-88 巨大杆状核细胞(S 形核)

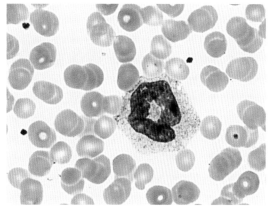

图 3-89 巨大杆状核细胞(环形核)

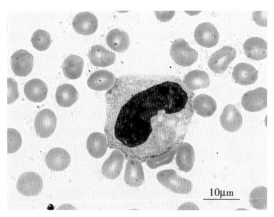

图 3-90 巨大晚幼粒细胞

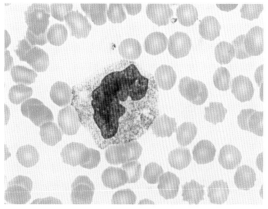

图 3-91 巨大晚幼粒细胞

4. 双核中性粒细胞(double nucleus neutrophil) 分叶核粒细胞为成熟的粒细胞,各分叶核之间可有明显连接或细丝样连接。双核粒细胞可能在原始阶段就已经出现核畸变,细胞核分为两部分。在外周血中一般可以见到中晚幼阶段核畸变的双核粒细胞。

【形态特点】与各阶段中性粒细胞形态接近,细胞直径略大,细胞核一般分为两部分,各自独立,互不相连(图 3-92 ~ 图 3-95)。

【诊断价值】骨髓增生异常综合征、骨髓纤维化等疾病的病态造血阶段。

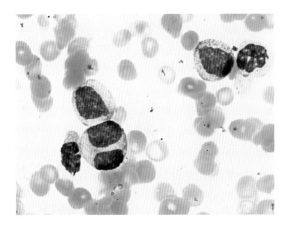

图 3-92　晚幼粒细胞及晚幼粒双核粒细胞

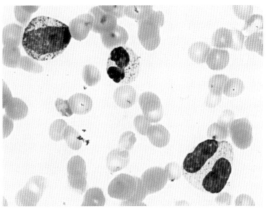

图 3-93　晚幼粒细胞和双核粒细胞及分叶核粒细胞

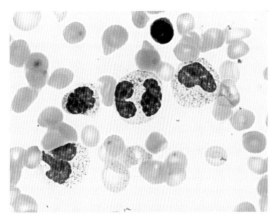

图 3-94　晚幼粒细胞和双核粒细胞

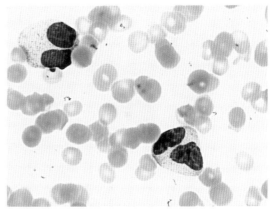

图 3-95　双核粒细胞

5. 巨多分叶核中性粒细胞(giant hypersegmentation)　中性多分叶核粒细胞体积变大的一种异常改变。

【形态特点】这种细胞体积较大,细胞直径可达 16~25μm。核分叶常在 5叶以上,甚至可达 10 叶或更多,核染色质较疏松,核分叶明显变宽变粗大(图 3-96,图 3-97)。

【诊断价值】常见于巨幼细胞贫血和抗代谢药物治疗后。

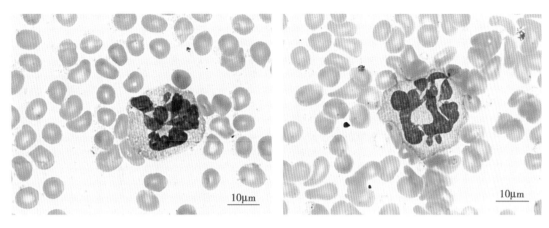

| 图3-96 巨多分叶核中性粒细胞 | 图3-97 巨多分叶核中性粒细胞 |

四、与遗传病有关的形态异常

1. Pelger-Huët 畸形（Pelger-Huët anomaly） 表现为成熟中性粒细胞核分叶能力减退。为常染色体显性遗传性异常现象。

【形态特点】为杆状或仅分为两叶核，核分叶之间多以细丝状相连，核型多呈肾形或哑铃形，染色质聚集成小块或条索网状，其间或可有空白间隙（图3-98～图3-101）。

【诊断价值】一般无临床症状，但可继发于某些严重的感染、白血病、骨髓增生异常综合征、肿瘤转移或某些药物治疗之后。

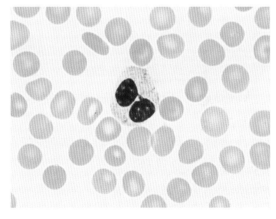

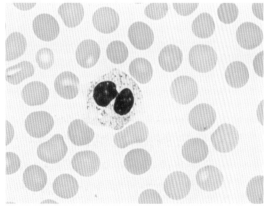

| 图3-98 Pelger-Huët 畸形 | 图3-99 Pelger-Huët 畸形 |

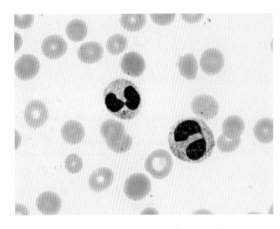

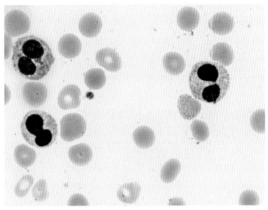

图 3-100　Pelger-Huët 畸形　　　　　图 3-101　Pelger-Huët 畸形

2. Chediak-Higashi 畸形（Chediak-Higashi anomaly）　中性粒细胞胞质中的一种异常颗粒，但也可偶然在单核细胞或淋巴细胞中发现。

【形态特点】胞质内含有数个至数十个直径约 2~5μm 的包涵体，即异常巨大的紫蓝色或紫红色颗粒。电镜观察和细胞化学显示这些巨大的颗粒为异常的溶酶体（图 3-102，图 3-103）。

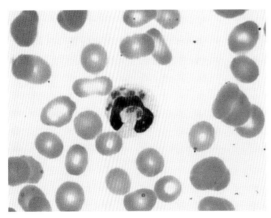

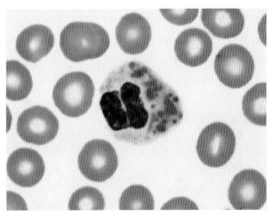

图 3-102　Chediak-Higashi 畸形　　　图 3-103　Chediak-Higashi 畸形

【诊断价值】在 Chediak-Higashi 综合征患者骨髓和血液各阶段粒细胞中可见。患者容易感染，常伴有白化病，是一种常染色体隐性遗传。

3. Alder-Reilly 畸形（Alder-Reilly anomaly）

【形态特点】中性粒细胞中含有巨大深染的嗜天青颗粒，染深紫色。该颗粒与中毒颗粒的区别是颗粒较大，不伴有白细胞数量增高、核左移和空泡变性等毒性改变（图 3-104，图 3-105）。

【诊断价值】患者常伴有脂肪软骨营养不良或黏多糖沉积病。类似的颗粒也可见于其他白细胞中。

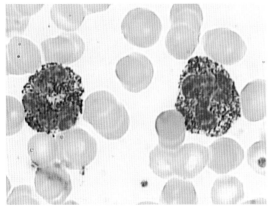

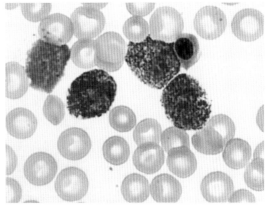

图 3-104　**Alder-Reilly** 畸形　　　　图 3-105　**Alder-Reilly** 畸形

4. May-Hegglin 畸形（May-Hegglin anomaly）

【形态特点】多出现于患者粒细胞内，且终身含有的一种淡蓝色包涵体，这种包涵体与前面讲述的杜勒（Döhle）小体基本相同，但包涵体的个体较大而圆，且多伴有巨大血小板同时出现。除中性粒细胞外，在淋巴细胞和嗜酸性粒细胞内亦可见到（图 3-106 ~ 图 3-109）。

【诊断价值】为一种常染色体基因突变所致，塞巴斯蒂安、费希特纳和爱泼斯坦综合征，其特征性表现有耳聋、肾炎和（或）白内障；同时也是 Alport 综合征的一个特征。

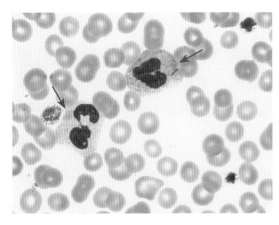

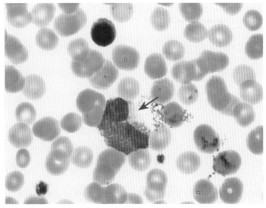

图 3-106　**May-Hegglin** 畸形（中性粒细胞）　　　　图 3-107　**May-Hegglin** 畸形（嗜酸性粒细胞）

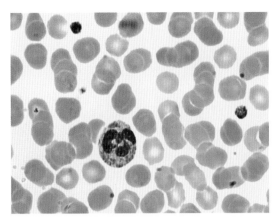

图 3-108　May-Hegglin 畸形（中性粒细胞）

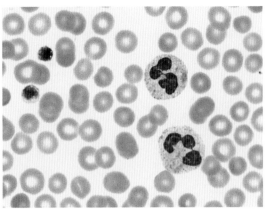

图 3-109　May-Hegglin 畸形（中性粒细胞）

五、异形淋巴细胞

一般将异形淋巴细胞划分为三种类型，即Ⅰ型、Ⅱ型和Ⅲ型，国内许多书中通常采用这种分类方法。

而 ICSH 在最新推荐的外周血细胞形态标准化的名称中，将一些用于描述同一类细胞的名称进行归纳，包括变异性、反应性、异常、激活和非典型淋巴细胞（atypical lymphocyte）、单核样淋巴细胞等名称进行了归纳，并建议用反应性淋巴细胞（reactive lymphocyte）来概括这一切异常形态淋巴细胞的描述，或者描述为非典型淋巴细胞，疑为反应性（suspect reactive）。而反应性淋巴细胞被认定是一种良性病因所致的淋巴细胞形态改变。

【诊断价值】在传染性单核细胞增多症、病毒性肝炎、流行性出血热、湿疹、过敏性疾病等情况下，在病毒性感染或刺激下，可导致淋巴细胞增生，并出现各种形态改变，这些细胞异常改变的淋巴细胞称为异形淋巴细胞或反应性淋巴细胞。

1. Ⅰ型异形淋巴细胞　也称泡沫型、空泡型、浆细胞型异形淋巴细胞。

【形态特点】细胞体积与正常淋巴细胞相似或稍大，多为圆形、卵圆形或不规则形。胞质丰富，染色深蓝，无颗粒，含大小不等的空泡或呈泡沫状。核圆形、椭圆形或分叶状，常偏位，染色质粗糙，呈粗网状或小块状，排列不规则（图 3-110 ~ 图 3-113）。

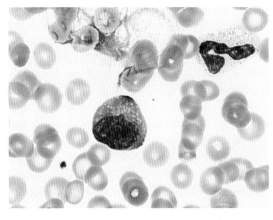

图 3-110　Ⅰ型异形淋巴细胞

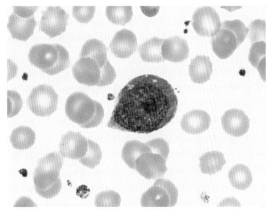

图 3-111　Ⅰ型异形淋巴细胞

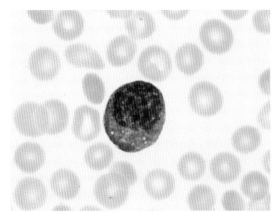

图 3-112　Ⅰ型异形淋巴细胞

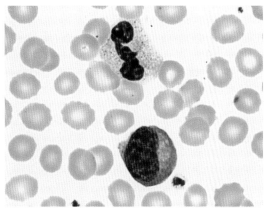

图 3-113　Ⅰ型异形淋巴细胞

2. Ⅱ型异形淋巴细胞　也称不规则形或单核细胞形异形淋巴细胞。

【形态特点】胞体较大,外形常不规则,有花边状感觉,或出现伪足,形似单核细胞。胞质丰富,染色为淡蓝色或灰蓝色,有透明感,边缘处着色较深(呈裙边现象),一般无空泡,可以见少数嗜天青颗粒。细胞核多为圆形或不规则形,染色质较为细致疏松(图 3-114 ~ 图 3-117)。

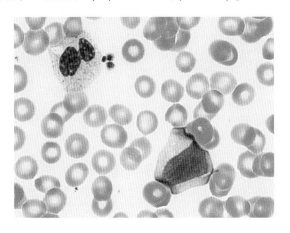

图 3-114　Ⅱ型异形淋巴细胞

89

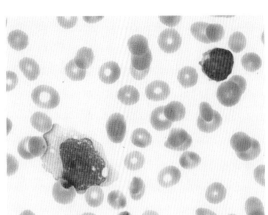

图 3-115　Ⅱ型异形淋巴细胞　　　　图 3-116　Ⅱ型异形淋巴细胞

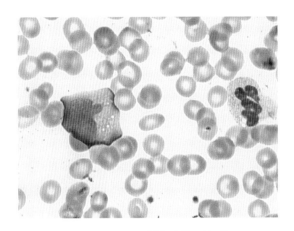

图 3-117　Ⅱ型异形淋巴细胞

3. Ⅲ型异形淋巴细胞　也称幼稚细胞型异形淋巴细胞。

【形态特点】细胞体积较大,胞质量较多,常染为深蓝色,一般无颗粒,偶有小空泡。核多为圆形或卵圆形,染色质细致均匀,似幼稚细胞,可见 1～2 个假核仁(图 3-118～图 3-121)。

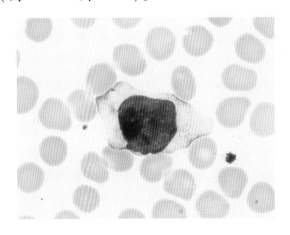

图 3-118　Ⅲ型异形淋巴细胞

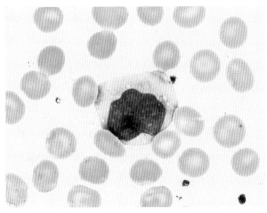

图 3-119 Ⅲ型异形淋巴细胞

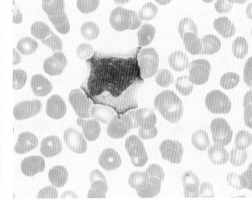

图 3-120 Ⅲ型异形淋巴细胞

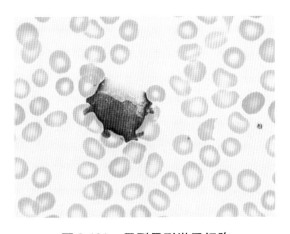

图 3-121 Ⅲ型异形淋巴细胞

六、其他淋巴细胞形态异常

1. 淋巴细胞微核(micronucleus of lymphocyte) 淋巴细胞是白细胞中对电离辐射最敏感的细胞,人体遭放射线损伤后或辐射后淋巴细胞数量会显著减低,而且会发生形态学改变。

【形态特点】淋巴细胞形态可因电离辐射损伤而出现核固缩、核碎裂,双核淋巴细胞及含有卫星核的淋巴细胞。所谓卫星核淋巴细胞,即淋巴细胞核的旁边、胞质中出现的微小核(图 3-122～图 3-125)。

【诊断价值】淋巴细胞微核增多是放射线损伤的特殊表现。

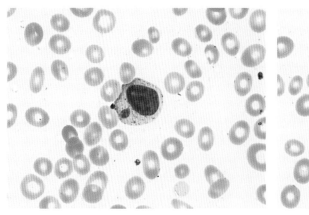

图 3-122　卫星核淋巴细胞

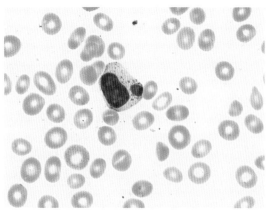

图 3-123　卫星核淋巴细胞

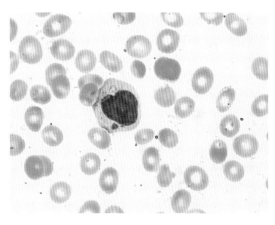

图 3-124　卫星核淋巴细胞

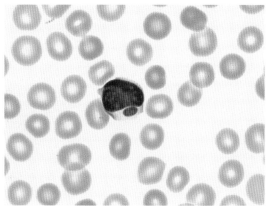

图 3-125　卫星核淋巴细胞

2. 双核淋巴细胞（double nucleus lymphocyte）

【形态特点】某些情况下可见到淋巴细胞双核现象，这可能来自于细胞的分裂或属于异型淋巴细胞的一种特殊类型，或者为经历放射线损伤后淋巴细胞的异常改变（图 3-126 ~ 图 3-129）。

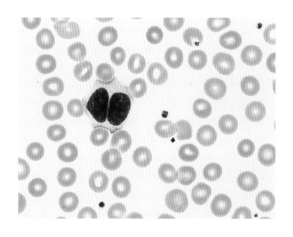

图 3-126　双核淋巴细胞

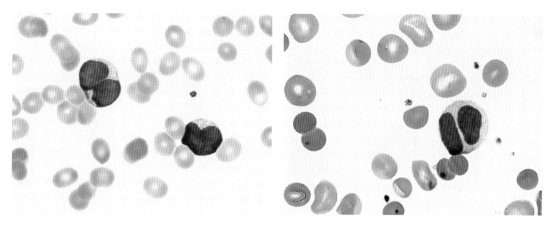

图 3-127 双核淋巴细胞　　　　　　图 3-128 双核淋巴细胞

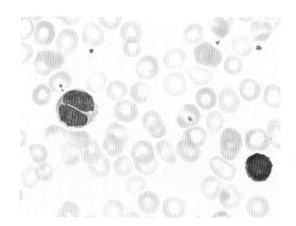

图 3-129 双核淋巴细胞

3. 花瓣核淋巴细胞和退化淋巴细胞

【形态特点】在血涂片中还可见到淋巴细胞核呈多形性改变,呈现花瓣形或三叶草、四叶草形等。在 EDTA 抗凝血中,特别是采集抗凝血标本后放置较长时间后再推片,较易见到。如果淋巴细胞出现退行性改变,细胞膜破裂,细胞质流失,则可见到基本上裸核化的淋巴细胞。在婴幼儿末梢血涂片、慢性淋巴细胞白血病中可以见到(图 3-130 ~ 图 3-137)。

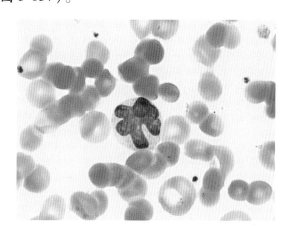

图 3-130 花瓣形核淋巴细胞

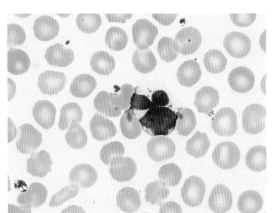

图 3-131　花瓣形核淋巴细胞

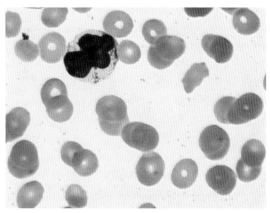

图 3-132　花瓣形核淋巴细胞

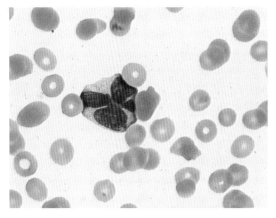

图 3-133　花瓣形(四叶草形)核淋巴细胞

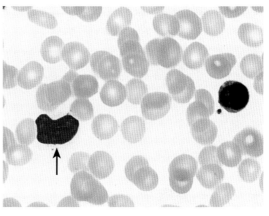

图 3-134　退化淋巴细胞(箭)

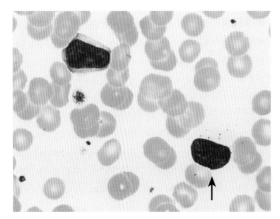

图 3-135　退化淋巴细胞(箭)

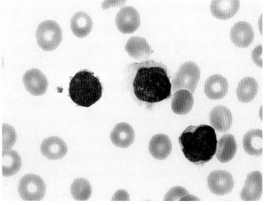

图 3-136　退化淋巴细胞(慢淋)

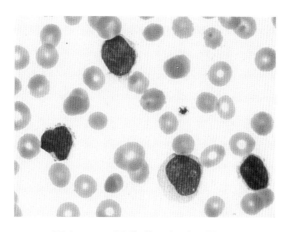

图 3-137　退化淋巴细胞(慢淋)

七、浆细胞

浆细胞(plasma cell)为 B 淋巴细胞经抗原刺激后转化而成,外周血中一般没有或者极少见到。

【形态特点】正常浆细胞直径 8～10μm,细胞核圆形,核常偏位,染色质块粗,呈车轮状或龟背状排列。胞质为灰蓝色、绛紫色,有泡沫状空泡,无颗粒(图3-138～图 3-141)。

【诊断价值】外周血如果出现浆细胞,可见于传染性单核细胞增多症、肾综合征出血、弓形体病、梅毒和结核病等。在一些特殊疾病中如多发性骨髓瘤、浆细胞白血病等,还可发现异常形态的浆细胞。

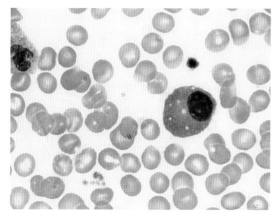

图 3-138　浆细胞

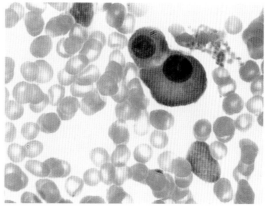

图 3-139　浆细胞

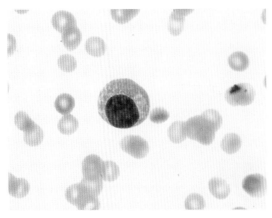

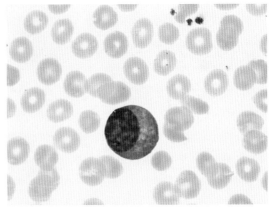

图 3-140　浆细胞　　　　　　　　　图 3-141　浆细胞

八、其他异常

1. 红斑狼疮细胞　红斑狼疮患者血液内的红斑狼疮(lupus erythematosus,LE)因子为一种抗核蛋白的 IgG 抗体,作用于细胞膜并使其受损伤,造成细胞核胀大,失去原有的染色质致密结构,形成一种均匀无结构的圆形物质,称为均匀体。这种均匀体蛋白可进入血液中,被成熟中性粒细胞吞噬后即为红斑狼疮细胞(LE 细胞)。

【形态特点】中性粒细胞吞噬均匀体,粒细胞核被挤压到细胞边缘(图 3-142 ~ 图 3-145)。

【诊断价值】活动性红斑狼疮患者可查见 LE 细胞,但该项显微镜下形态学检查敏感性低,检查阳性率亦较低,但特异性较高;其他疾病如硬皮病、类风湿性关节炎等中也可查见该细胞。

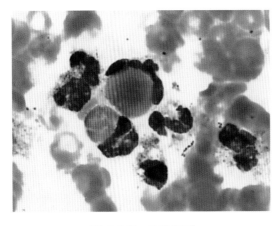

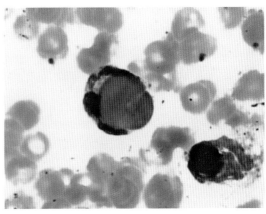

图 3-142　LE 细胞　　　　　　　　　图 3-143　LE 细胞

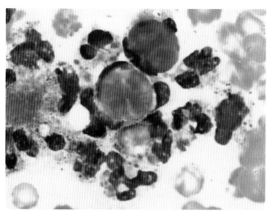

图 3-144 LE 细胞

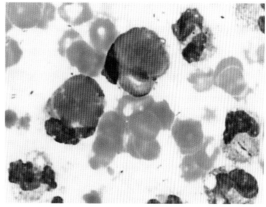

图 3-145 LE 细胞

2. 白细胞吞噬真菌 白细胞具有吞噬、消灭病原微生物的能力,在外周血中可见到白细胞的吞噬现象。例如白细胞吞噬细菌、真菌等病原微生物(图 3-146 ~ 图 3-149)。

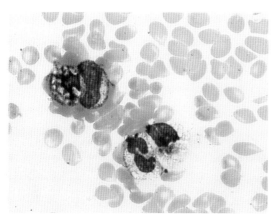

图 3-146 白细胞吞噬真菌现象

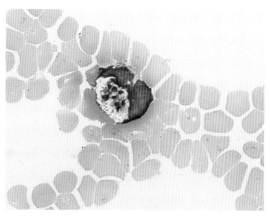

图 3-147 白细胞吞噬真菌现象

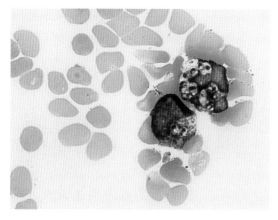

图 3-148 白细胞吞噬真菌现象

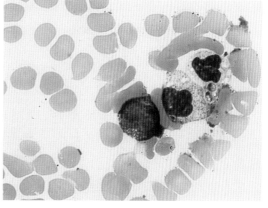

图 3-149 白细胞吞噬真菌现象

3. 白细胞聚集　白细胞聚集现象可导致白细胞计数和分类不准确。出现这种现象的原因可能是抗凝剂因素,也可能是白细胞表面抗原性的改变,具体原因不明。白细胞聚集多在片尾部发现,在低倍镜扫描血片时即可发现,油镜下可看到具体聚集情况及不同种类的白细胞相互聚集在一起(图3-150～图3-153)。

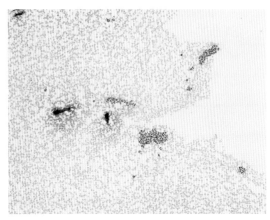

图3-150　白细胞聚集(×10)

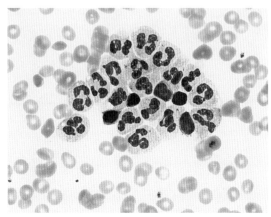

图3-151　白细胞聚集

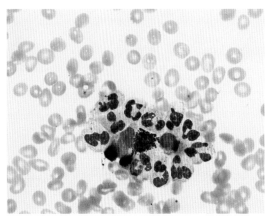

图3-152　白细胞聚集

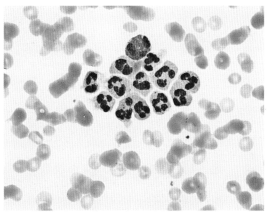

图3-153　白细胞聚集

4. 浆质体　浆质体(cytoplasm plasmid)又称浆溢出体或胞质球,是早幼粒细胞极度增生时胞质溢出而形成。

【形态特点】多为圆球形,大小同成熟红细胞,一般直径在8～10μm左右,有些则直径略大,如白细胞大小。浆染淡蓝色,无细胞核,有类似早幼粒细胞的颗粒(图3-154～图3-157)。

【诊断价值】在急性粒细胞性白血病时较易见,偶见感染患者或正常人。

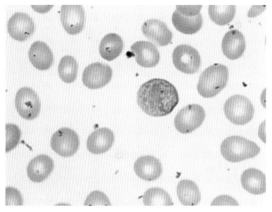

图 3-154 浆质体

图 3-155 浆质体

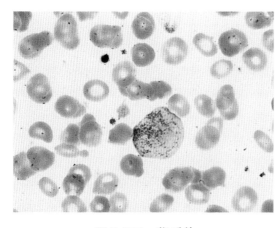

图 3-156 浆质体

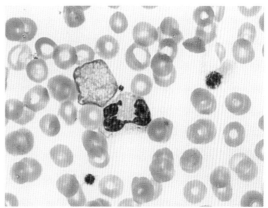

图 3-157 浆质体及白细胞

5. 陈旧血中退化细胞 成熟的中性粒细胞进入外周血后约有半数黏附于血管壁,构成边缘池,边缘池及循环池内的粒细胞可以互相换位,并保持着动态平衡。进入外周血液的中性粒细胞一般仅仅停留 10 小时,然后溢出血管壁进入组织或体腔内。抽取后的血液中的粒细胞能够保持完整形态,一般也只有 8 ~ 10 小时,因此采血后应尽快推制血涂片,以最接近其原有状态的条件下观看细胞形态。

当血液标本在抗凝剂内放置时间过长,细胞会出现退行性变化,包括细胞肿胀、出现空泡、细胞膜破裂、细胞质丢失、细胞核分叶模糊、细胞核松散模糊等改变,致使无法观察其真正的形态和确定其类别。图 3-158 ~ 图 3-161 为放置 3 天、老化的血液标本,大多数粒细胞和单核细胞已经破坏,淋巴细胞形态尚可分辨。

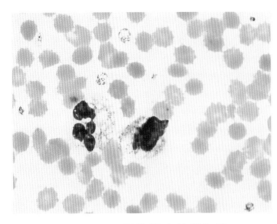

图 3-158　退化的中性粒细胞

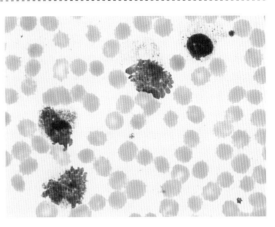

图 3-159　退化的中性粒细胞

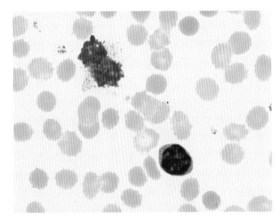

图 3-160　退化的中性粒细胞(左)和
淋巴细胞(右)

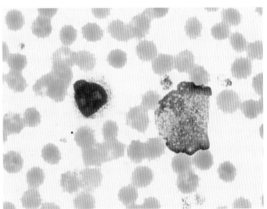

图 3-161　退化的中性粒细胞(左)和
单核细胞(右)

九、血涂片白细胞分布密度评估

可以根据血涂片白细胞分布密度来初步评估血细胞计数仪白细胞计数结果的可靠性。一般应选择血涂片体、尾相交部位,红细胞成单层分布的区域进行评估。使用显微镜高倍镜(×40)进行评估(注:各显微镜高倍镜目镜视数或视野观察面积有所不同,本文仅供参考,用户应积累自己适宜的目镜视数与视场面积的关系),应多看一些视野,并以平均分布情况进行评估。一般情况下会遵循图 3-162 所示的细胞分布原则。图 3-163～图 3-168 为高倍视野(high power field,HPF)图,且图像矩形面积小于视野圆形的实际

WBC计数范围(×10⁹/L)	血片可见WBC(个/HPF)
4~7	2~4
7~10	4~6
10~13	6~10
13~18	10~12

图 3-162　白细胞计数结果与血涂片细胞分布关系

面积,供参考。

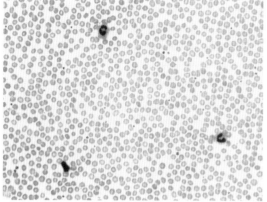

图 3-163　WBC 6.6×10⁹/L 时视野细胞分布

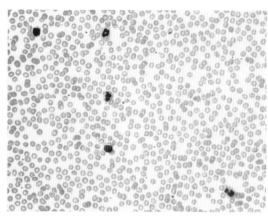

图 3-164　WBC 8.9×10⁹/L 时视野细胞分布

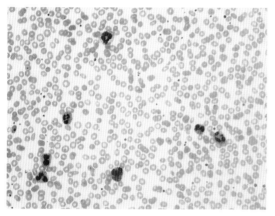

图 3-165　WBC 12.5×10⁹/L 时视野细胞分布

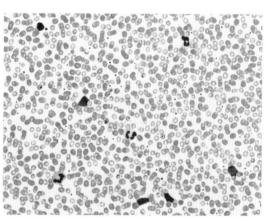

图 3-166　WBC 15.6×10⁹/L 时视野细胞分布

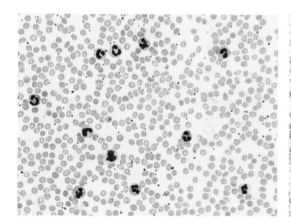

图 3-167　WBC 22.1×10⁹/L 时视野细胞分布

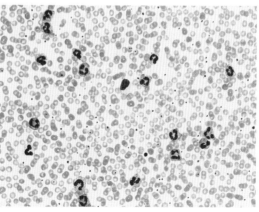

图 3-168　WBC 30.2×10⁹/L 时视野细胞分布

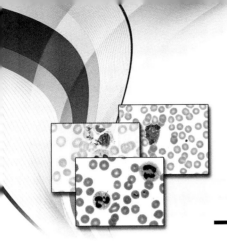

第四章　血小板形态

血小板是血液中体积最小的细胞成分,其数量、形态与疾病的诊断、治疗密切相关。血小板计数也是自动化分析仪器或人工计数最难的一个项目,可受多种因素影响。血片复检最应该关注的就是血小板聚集现象,并排除各种因素导致的血小板假性降低与升高现象。

一、正常血小板形态

正常血小板(normal platelet)呈两面微凸的圆盘状,直径约 1.5 ~ 3μm,新生血小板体积较大,成熟者体积较小。在血涂片上往往散在或成小簇分布。其形态多为圆形、椭圆形或略欠规则形。胞质呈淡蓝色或淡红色,中心部位有细小、分布均匀而相聚或分散于胞质中的紫红色颗粒(图 4-1 ~ 图 4-4)。

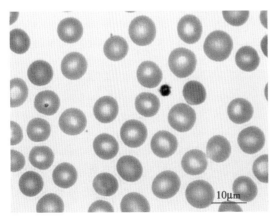

图 4-1　正常血小板

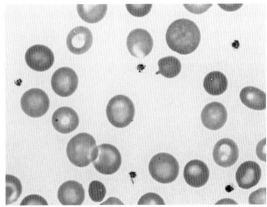

图 4-2　正常血小板

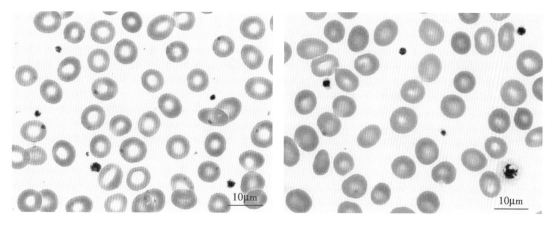

图4-3　正常血小板　　　　　　图4-4　正常血小板和一个大血小板

二、异常血小板形态

1. 大小异常　血小板可出现明显大小不均的变化。生理情况下血小板大小所占比例并不一致,巨型血小板约占0.7%~2.0%,大型约占8%~16%,中型约占44%~49%,小型约占33%~44%。大血小板多为年轻血小板,在血液分析仪荧光染色检测参数中被判定为网织血小板,血小板内含有大量RNA。年轻血小板由骨髓新近释放,可显示于新亚甲蓝染色的血涂片中。

(1) 大血小板(large platelet)和巨大血小板(giant platelet)

【形态特点】直径4~7μm,与红细胞直径接近。巨大血小板直径>7μm,常为7~20μm,大于一般红细胞直径。胞质中嗜天青颗粒细小或者融合为大颗粒(图4-5~图4-10)。

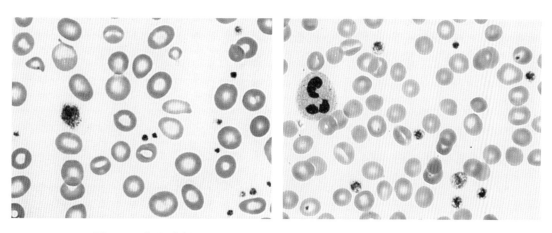

图4-5　大血小板　　　　　　图4-6　大血小板增多

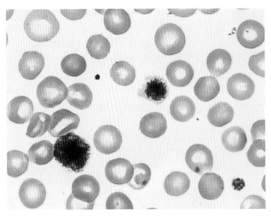

图 4-7　大、小血小板和巨大血小板

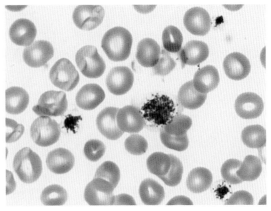

图 4-8　大血小板和巨大血小板

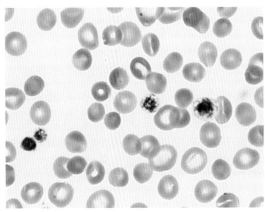

图 4-9　大血小板和巨大血小板增多

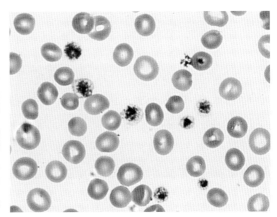

图 4-10　大血小板和巨大血小板增多

【诊断价值】　主要见于特发性血小板减少性紫癜（idiopathic thrombocytopenic purpura,ITP）、粒细胞白血病、血小板无力症、巨大血小板综合征、MDS 和脾切除术后等疾病。病理情况下,年轻血小板数量增加,见于血小板破坏增加的血小板减少症、骨髓移植后、血栓性血小板减少性紫癜治疗后。大血小板和巨大血小板增多会导致阻抗法计数血小板的仪器计数结果偏低。

（2）小血小板（small platelet）

【形态特点】　直径小于 1.5μm,或小于红细胞直径的 1/4,体积小,内含血小板颗粒少（图 4-11 ~ 图 4-14）。

【诊断价值】　主要见于缺铁性贫血、再生障碍性贫血等。

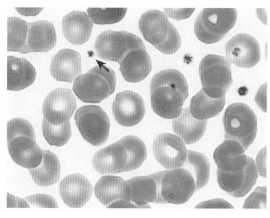

图 4-11　小血小板

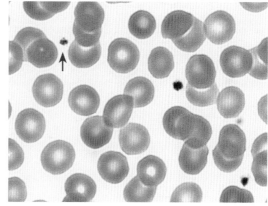

图 4-12　小血小板

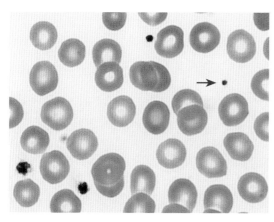

图 4-13　小血小板

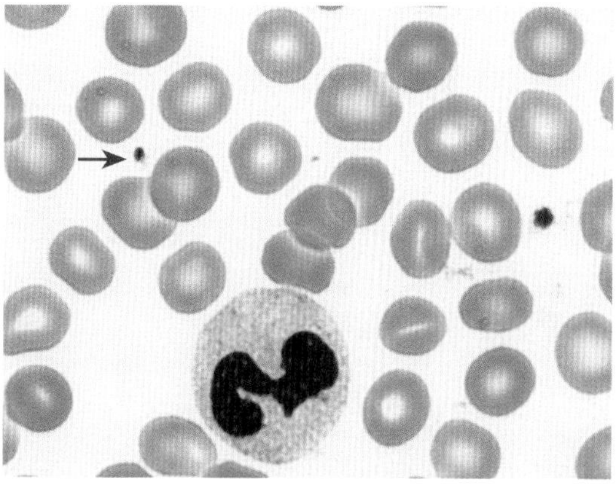

图 4-14　小血小板

2. 血小板形态异常

【形态特点】血小板可以出现多种形态异常,如杆状、逗点状、蝌蚪状、蛇形和丝状突起等不规则形改变,以及畸形血小板,正常人偶见(<2%)(图 4-15 ~ 图 4-24)。

【诊断价值】影响血小板形状改变的因素很多,各种形态异常改变并无特异性,因此不规则形和畸形血小板超过 10% 才有临床意义。蛇形血小板可见于类白血病和白血病。

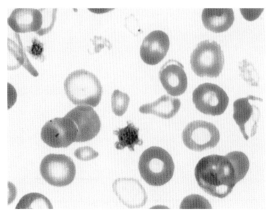

图 4-15　不规则形血小板

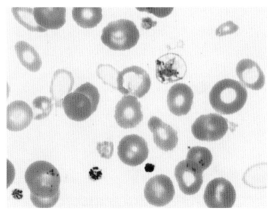

图 4-16　不规则形血小板

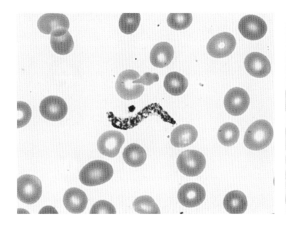

图 4-17　蛇形血小板

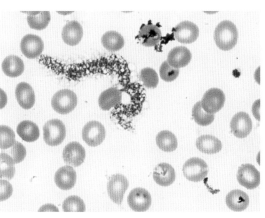

图 4-18　蛇形血小板与小条形血小板

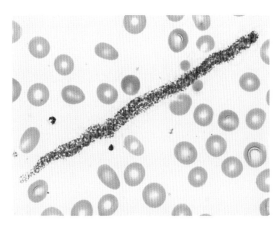

图 4-19　巨大蛇形血小板

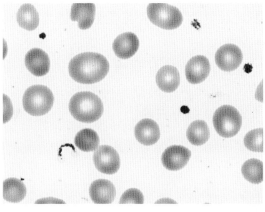

图 4-20　弯曲血小板

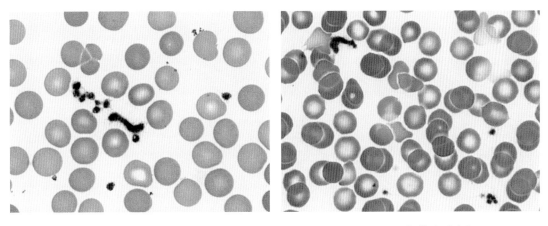

图 4-21　条形血小板　　　　　　　　　　图 4-22　弯曲血小板

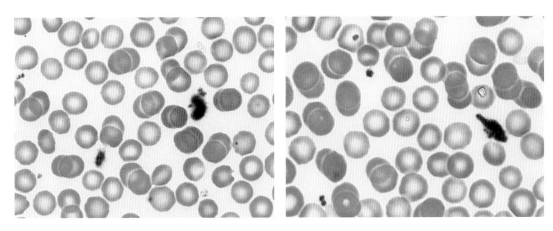

图 4-23　豆形血小板　　　　　　　　　　图 4-24　纺锤形血小板

3. 血小板颗粒减少 (hypogranular platelet)

【形态特点】血小板胞质内含有的嗜天青颗粒减少或者无颗粒,胞质呈灰蓝或者淡蓝色,也称为乏颗粒或缺失颗粒血小板 (图 4-25 ~ 图 4-28)。

【诊断价值】见于骨髓增生或者骨髓增生异常综合征。血小板颗粒减少也可偶见于 EDTA 抗凝血涂片中。

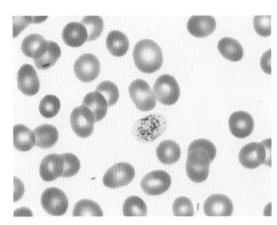

图 4-25　大型乏颗粒血小板

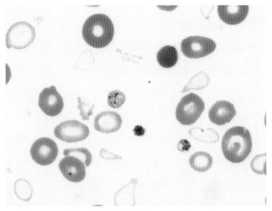

图 4-26　乏颗粒血小板

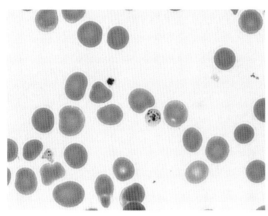

图 4-27　乏颗粒血小板

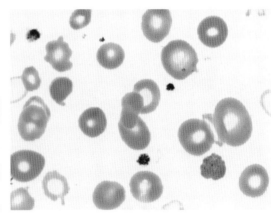

图 4-28　乏颗粒血小板

4. 血小板卫星现象

【形态特点】血小板卫星现象（platelet satellitism）是血小板黏附、围绕于中性粒细胞（偶尔黏附于单核细胞）周边的现象。有时可见血小板吞噬现象（platelet phagocytosis）。此时血小板和中性粒细胞形态和功能均正常。血小板卫星现象偶见于 EDTA 抗凝血涂片中，是由于 EDTA 和免疫球蛋白相互作用，非特异性结合血小板，被抗体包被的血小板与中性粒细胞结合（图 4-29 ~ 图 4-34）。

【诊断价值】血小板卫星现象是血液分析仪血小板计数假性减少的原因之一。

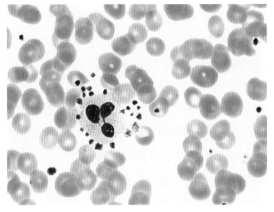

图 4-29　血小板卫星现象

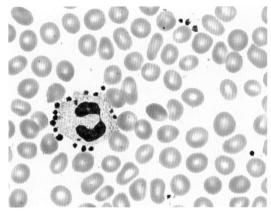

图 4-30　血小板卫星现象

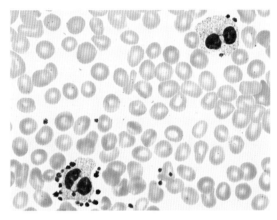

图 4-31　血小板卫星现象

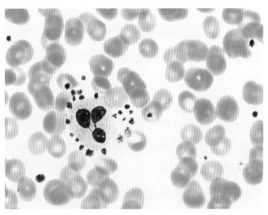

图 4-32　血小板卫星现象

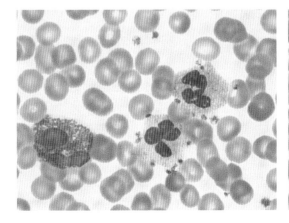

图 4-33　血小板卫星现象

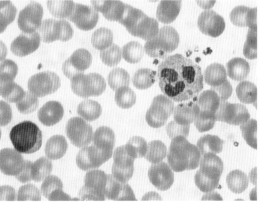

图 4-34　血小板卫星现象

5. 血小板"黏附"红细胞

【形态特点】 在显微镜下,血涂片上可见血小板"黏附"于红细胞表面,形成血小板位于红细胞之内的假象。

【诊断价值】 可被误认为红细胞内的包涵体、寄生虫等,甚至被误认作豪焦小体,应注意鉴别(图4-35~图4-38)。

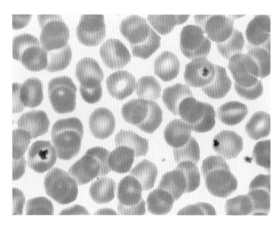

图 4-35　血小板黏附在红细胞上

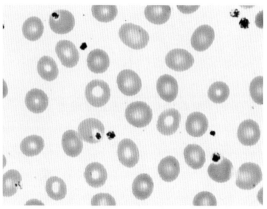

图 4-36　血小板黏附在红细胞上

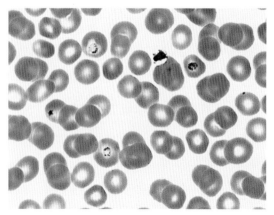

图 4-37　血小板黏附在红细胞上

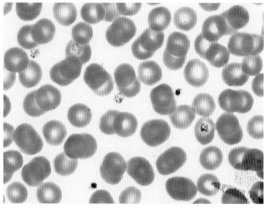

图 4-38　血小板黏附在红细胞上

三、血小板聚集性和分布情况

1. 聚集性和分布异常　血小板聚集、分布状态可间接反映血小板的功能。聚集功能正常的血小板在非抗凝外周血涂片中常可见3~5个聚集成簇或成团现象,聚集与散在血小板之比约为20:1(图4-39,图4-40)。

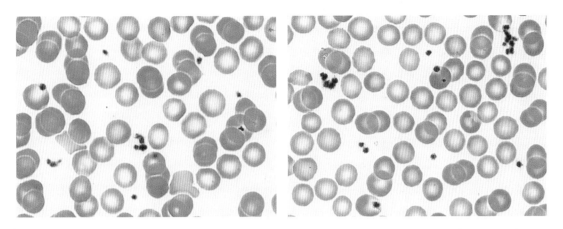

| 图 4-39　末梢血片现血小板聚集现象 | 图 4-40　末梢血片现血小板聚集现象 |

2. 血小板减少(thrombocytopenia)　再生障碍性贫血和原发性血小板减少性紫癜因血小板数量少,血小板聚集呈团情况明显减少。图 4-41、图 4-42 为血小板数量为 $37×10^9/L$ 时的高倍镜和油镜视野图。

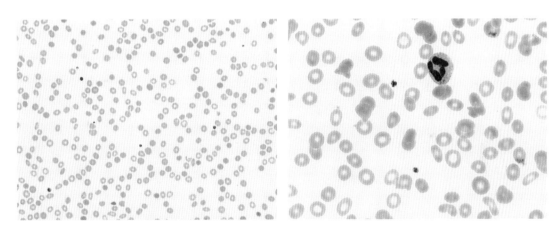

| 图 4-41　血小板减少高倍镜视野(×40) | 图 4-42　血小板减少油镜视野(×100) |

3. 血小板正常　一般认为血小板数量在 $100 \sim 300×10^9/L$ 为正常分布范围。图 4-43、图 4-44 为血小板数量在 $175×10^9/L$ 时高倍镜和油镜视野图。

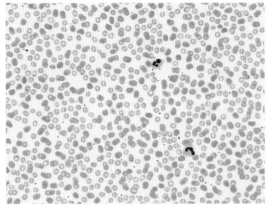

图4-43 正常血小板高倍镜视野(×40)

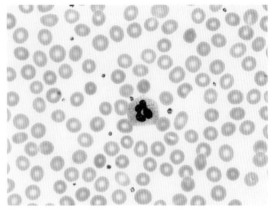

图4-44 正常血小板油镜视野(×100)

4. 血小板增多(thrombocytosis) 一般认为血小板数量>400×10⁹/L为血小板增多。特发性血小板增多症和血小板增多的慢性粒细胞白血病,血小板可呈现大片聚集现象。图4-45~图4-48分别为血小板数量为450×10⁹/L和1238×10⁹/L时显微镜下的高倍镜和油镜视野图。

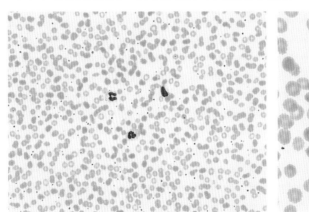

图4-45 血小板轻度升高高倍镜视野(×40)

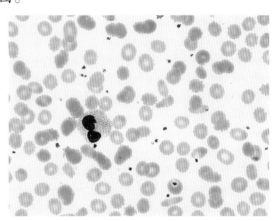

图4-46 血小板轻度升高油镜视野(×100)

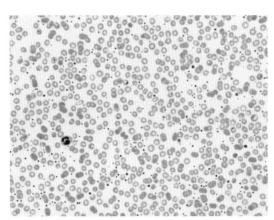

图4-47 血小板明显升高高倍镜视野(×40)

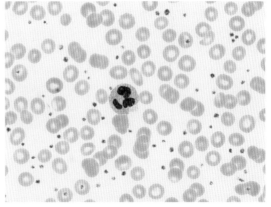

图4-48 血小板明显升高油镜视野(×100)

5. 血小板功能异常　血小板无力症时,血小板无聚集功能,且散在分布,不出现聚集成团的现象。EDTA 抗凝血涂片中,可见血小板不聚集,呈散在分布状态(图 4-1~图 4-4)。

6. 血小板聚集(platelet aggregation,platelet clump)　非抗凝血涂片上血小板应该出现部分聚集现象,这种正常聚集不会导致血小板计数减少。但在 EDTA 抗凝的血涂片,血小板应该呈散在分布,很少出现血小板聚集现象。如果出现血小板成簇、成团或大面积聚集,则是 EDTA 抗凝剂导致的血小板聚集问题,是导致血细胞分析仪血小板计数假性减低,计数错误的重要影响因素,同时还可能导致白细胞计数结果假性升高,必须予以注意(图 4-49~图 4-56)。

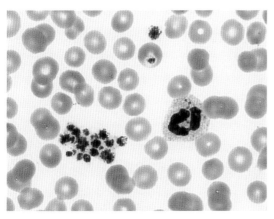
图 4-49　血小板聚集

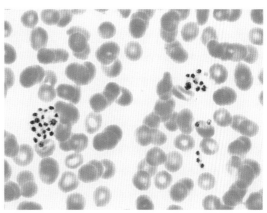
图 4-50　血小板聚集

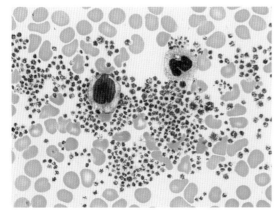
图 4-51　血小板在片尾部聚集

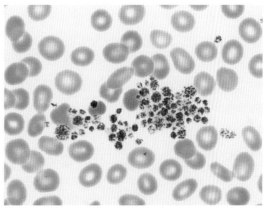
图 4-52　血小板聚集

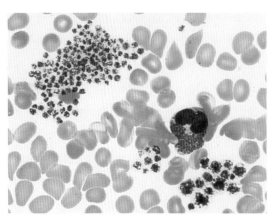

图 4-53　血小板聚集

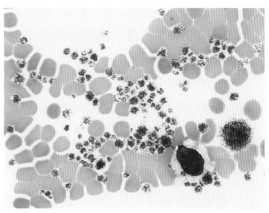

图 4-54　血小板在血片边缘聚集

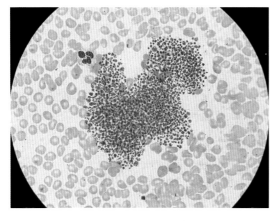

图 4-55　血小板大面积聚集(×40)

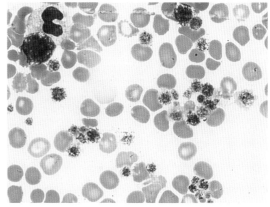

图 4-56　大血小板聚集

7. 纤维蛋白夹裹血小板形成的轻度凝集现象　血片中纤维蛋白成分将血小板裹挟,导致在片尾和边缘部分形成团样的聚集,在血小板间隙可见染为淡蓝色的纤维蛋白成分(图 4-57,图 4-58)。

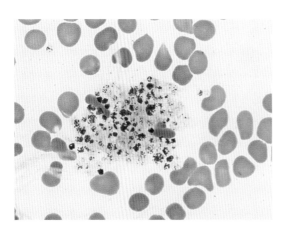

图 4-57　纤维蛋白夹裹血小板现象

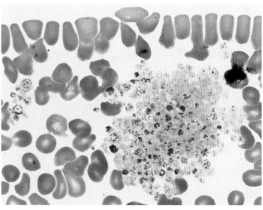

图 4-58　纤维蛋白夹裹血小板现象

8. 白细胞吞噬血小板现象　中性粒细胞吞噬血小板,部分中性粒细胞周边出现血小板卫星现象(图4-59,图4-60)。

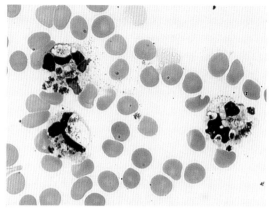

图4-59　白细胞吞噬血小板现象

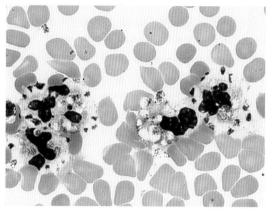

图4-60　血小板卫星现象并有白细胞吞噬血小板现象

9. 冷球蛋白致血小板假性升高现象　冷球蛋白血症可使得血小板计数结果假性增高,特别是在以阻抗法或光学法为分析原理的仪器上更加明显。血液标本中的冷球蛋白可在室温25℃的条件下发生凝集,在血片背景中可以看到蛋白质凝集为成片状的阴影,这会对血小板计数产生干扰。当标本置于37℃水浴箱1小时后,这种凝集成分会散开,可获得准确结果。本例血小板计数只有$6×10^9$/L,但在25℃室温条件下测定,假性升高可至$(143～193)×10^9$/L(图4-61～图4-64)。

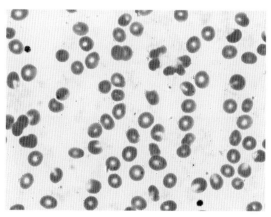

图4-61　冷球蛋白发生的凝集现象

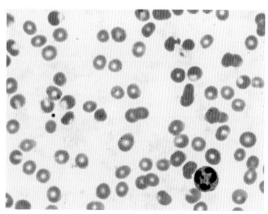

图4-62　冷球蛋白发生凝集现象

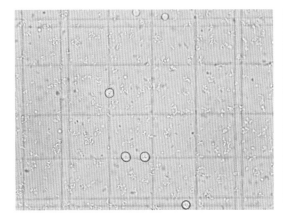

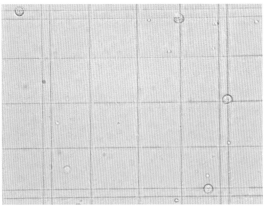

图 4-63　冷球蛋白血症标本在计数板上出现的凝集现象（×40）

图 4-64　冷球蛋白血症标本 37℃水浴后在计数板上的凝集现象消失（×40）

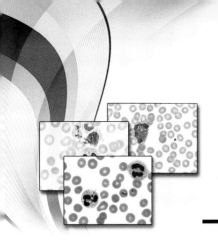

第五章　常见血液系统疾病外周血细胞形态

在外周血涂片检查中可以见到各种异常细胞,包括本章所介绍的各类造血与淋巴组织肿瘤疾患时血细胞形态改变和异常表现。外周血细胞检查只是用于筛查和发现异常细胞,是血细胞分析仪所不能进行的细胞形态学检查,并不能确诊和确定白血病类型,最终还需要通过骨髓穿刺活检、细胞化学染色检查、流式细胞术检查、染色体检查、分子或遗传学检查才可对血液系统疾病进行确认和准确分型。本章内容均为在已经确诊的病例中,在血涂片上所见的典型细胞和表现。

一、急性髓系白血病

1. 急性髓系白血病,未分化型(M₁型)　外周血片中原始粒细胞显著增多,可占至30%~90%,血小板减少。患者贫血显著。

【形态特点】该细胞胞核圆形,染色质细致,呈细颗粒状或细沙样,有核仁1~2个,少数病例在该类白血病细胞中可见 Auer 小体(图5-1,图5-2)。

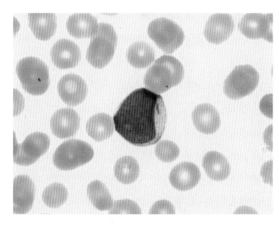

图5-1　原始粒细胞(胞质内可见 Auer 小体)

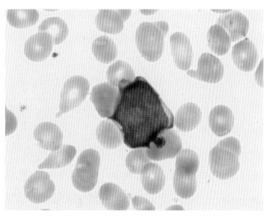

图5-2　原始粒细胞

2. 急性髓系白血病,部分分化型(M₂型)　外周血片中原始粒细胞、异常的早幼粒细胞、异常的中幼粒细胞增多,少数病例可见三系减低。患者贫血显著。

【形态特点】一些原始粒细胞可有少量颗粒、大小不等、核仁明显,核形亦多变(图5-3～图5-6)。

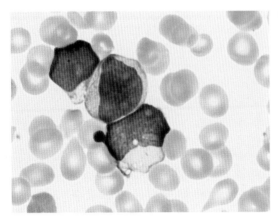

图5-3　原始粒细胞

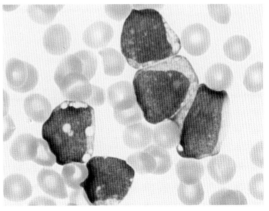

图5-4　原始粒细胞

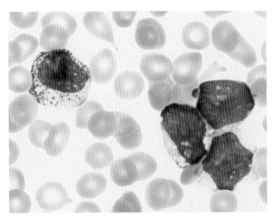

图5-5　原始粒细胞

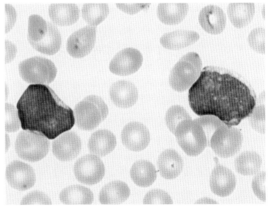

图5-6　原始粒细胞

3. 急性早幼粒细胞白血病(M₃型)　外周血片中白细胞正常、明显增高或减低,异常的早幼粒细胞易见,可高达90%,血小板显著减少。患者轻、中度的贫血。

【形态特点】该类白血病细胞大小不等,形态各异,大部分该类细胞体积较大,核形可有扭曲、折叠、或呈"裤腿"样。染色质较为细致,可见核仁。部分该类细胞胞质内可见大量呈"柴捆"样、"乱柴"样、短粗棒状的 Auer 小体,也有部分该类细胞胞质内没有 Auer 小体,但颗粒较多(图5-7～图5-12)。

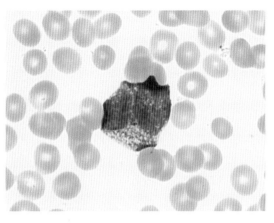

图 5-7 异常早幼粒细胞(胞浆内富含颗粒)

图 5-8 异常早幼粒细胞("柴捆"细胞)

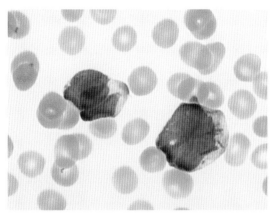

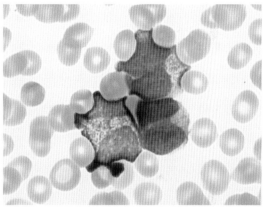

图 5-9 异常早幼粒细胞

图 5-10 异常早幼粒细胞

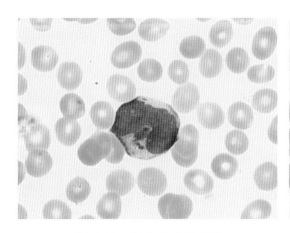

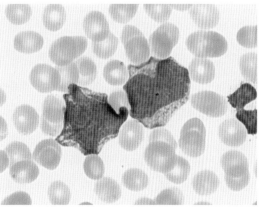

图 5-11 异常早幼粒细胞

图 5-12 异常早幼粒细胞

4. 急性粒-单核细胞白血病（M₄型） 外周血片中可见粒、单核两系的早期细胞，原始、幼稚单核细胞有时可以达到 30%～40%，血小板减少。患者中、重度贫血。

【形态特点】①可见到分别具有粒系和单核系形态学的特征；②单核细胞系的白血病细胞核染色质极为细致，呈细网状，核形多有变化，可见扭曲、折叠或分叶，核仁明显且较大，胞质量丰富，呈浅蓝色或灰蓝色，胞质内可见颗粒（图5-13～图5-16）。较多病例可见 Auer 小体。

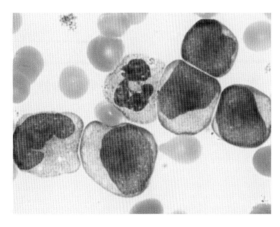

图 5-13　原始粒细胞和成熟单核细胞

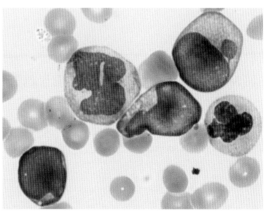

图 5-14　原始粒细胞和幼稚单核细胞

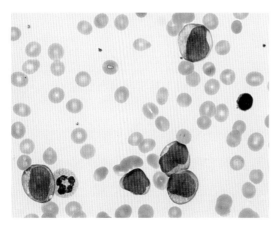

图 5-15　原粒和幼单的增生情况

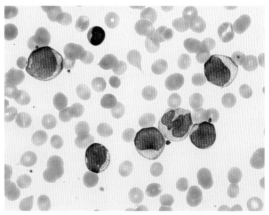

图 5-16　原粒和幼单的增生情况

5. 急性单核细胞白血病（M₅型） 外周血片中，M₅a 外周血以原始、幼稚单核细胞为主；M₅b 外周血以成熟单核细胞为主，同时亦可见原始单核细胞，血小板减少。患者中、重度的贫血。

【形态特征】该类白血病细胞胞体较大，形态变化不一，核多偏于一侧，可呈肾形、马蹄形、不规则形，染色质极为细致疏松，核仁大且易见，一个或多个。

胞质量丰富,可见内外浆,原始单核细胞可见伪足,胞质呈淡蓝色或灰蓝色,无颗粒或颗粒较少(图5-17~图5-22)。

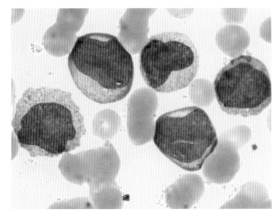

图 5-17　原始单核细胞、幼稚单核细胞和成熟单核细胞

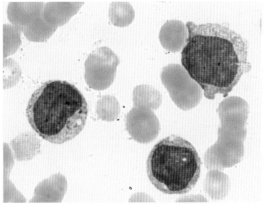

图 5-18　幼稚单核细胞

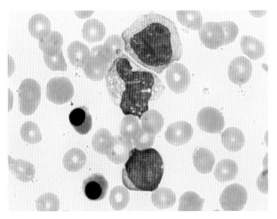

图 5-19　原始单核细胞、幼稚单核细胞和成熟单核细胞并可见晚幼红细胞

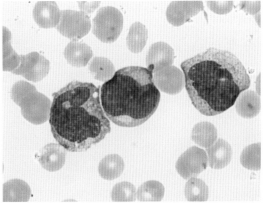

图 5-20　原始单核细胞和成熟单核细胞

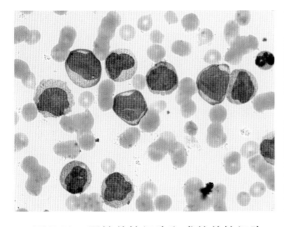

图 5-21　原始单核细胞和成熟单核细胞

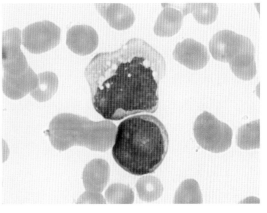

图 5-22　原始单核细胞和幼稚单核细胞

6. 急性红白血病(M₆型) 外周血片中可见各阶段幼红细胞、原始粒细胞和各阶段幼稚粒细胞,血小板减少。贫血程度不一,可随疾病进展而加重。

【形态特征】幼红细胞多以中、晚幼红细胞增多为主,可见多核红细胞,原始粒细胞胞质中可见 Auer 小体(图 5-23 ～ 图 5-26)。

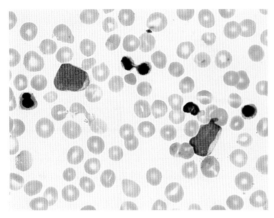
图 5-23 原粒和幼红的增生情况

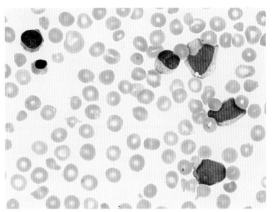
图 5-24 原粒和幼红的增生情况

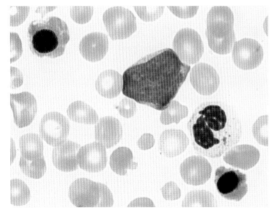
图 5-25 原始粒细胞和晚幼红细胞

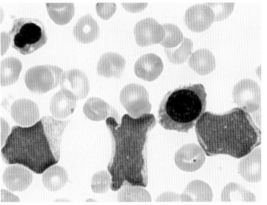
图 5-26 原始粒细胞、中幼红细胞和晚幼红细胞

【诊断价值】外周血涂片见到上述相关细胞应如实描述细胞形态特征,报告给临床医师。

7. 急性巨核细胞白血病(M₇型) 外周血片中可见似淋巴细胞的小巨核细胞,血小板减少,巨、大血小板或畸形血小板易见。患者有不同程度的贫血。

【形态特征】胞体直径约 10～20μm,胞体圆形或椭圆形,边缘不整,呈毛刺状或云雾状,胞质蓝色且不透明,呈毛玻璃样。核染色质较粗糙,有时可见小核仁(图 5-27 ～ 图 5-30)。

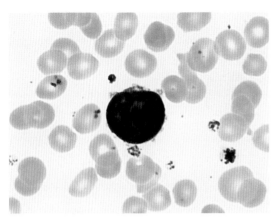

图 5-27　淋巴样小巨核细胞

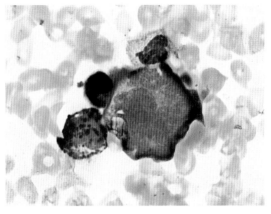

图 5-28　幼稚巨核细胞

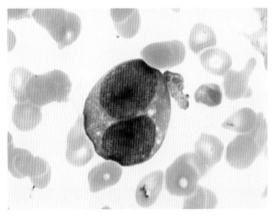

图 5-29　巨核细胞(双圆巨)

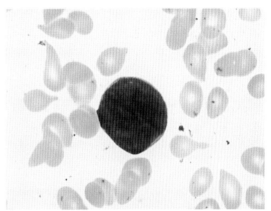

图 5-30　原始巨核细胞

二、急性淋巴细胞白血病

1. 急性淋巴细胞白血病(L₁型)　外周血片中白细胞明显增高,以原始淋巴细胞增多为主,可达 90%,血小板明显减少。患者中、重度贫血。

【形态特征】该类白血病细胞胞体较小,大小均一,核染色质较为均匀,核偶见凹陷,核仁不明显或不可见,胞质量少(图 5-31,图 5-32)。

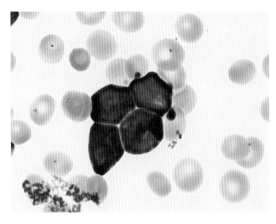

图 5-31　原始淋巴细胞

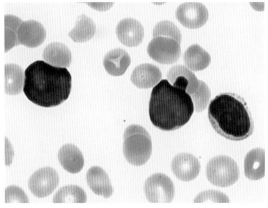

图 5-32　原始淋巴细胞

2. 急性淋巴细胞白血病(L₂型)　外周血片中白细胞明显增高,以原始或幼稚淋巴细胞增多为主,可达90%,血小板明显减少。患者中、重度贫血。

【形态特征】该类白血病细胞大小不一,以大细胞为主,核染色质较为细致疏松,核形不规则,可见切迹、扭曲、折叠及凹陷,核仁多清晰可见,一个或多个,胞质量较多,呈蓝色或深蓝色,胞质内偶有空泡(图5-33~图5-36)。

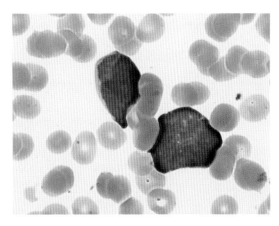

图 5-33　原幼淋巴细胞

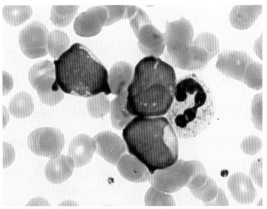

图 5-34　原幼淋巴细胞

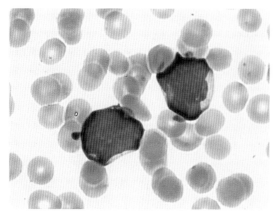

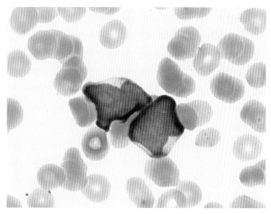

图 5-35　原幼淋巴细胞　　　　　　图 5-36　原幼淋巴细胞

3. 急性淋巴细胞白血病(L₃型)或 Burkitt 淋巴瘤　外周血片中白细胞显著增高,血小板减少。患者中、重度贫血。

【形态特征】该类白血病细胞大小较一致,以大细胞为主,染色质较均匀,核形规则,多为圆形或椭圆形,核仁明显,一个或多个,胞质量较多,呈蓝色或深蓝色,胞质内、胞核上空泡丰富,呈"蜂窝"状(图 5-37 ~ 图 5-40)。

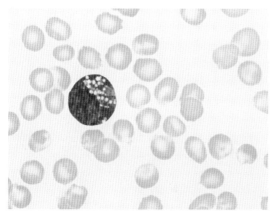

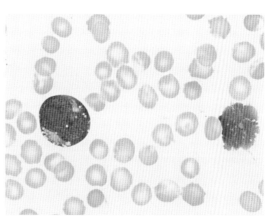

图 5-37　Burkitt 淋巴瘤细胞　　　　图 5-38　Burkitt 淋巴瘤细胞

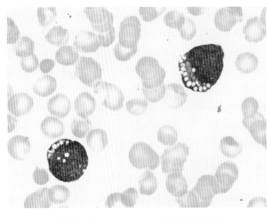

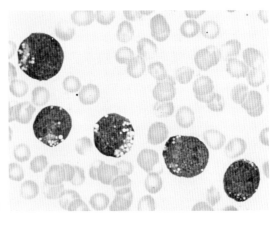

图 5-39 Burkitt 淋巴瘤细胞　　　　图 5-40 Burkitt 淋巴瘤细胞群

三、慢性骨髓增殖性疾病

1. 慢性粒细胞白血病（chronic myelogenous leukemia，CML）　外周血白细胞显著升高，原始粒细胞及各阶段幼稚粒细胞均可见，幼稚粒细胞可见巨变，嗜酸性粒细胞、嗜碱性粒细胞升高，红细胞及血红蛋白早期正常，随疾病的进展，呈中、重度的减低，外周血中亦可见幼红细胞，嗜多色性红细胞，血小板明显增高，在疾病的加速期和急变期时，可进行性的减少（图 5-41 ～图 5-46）。

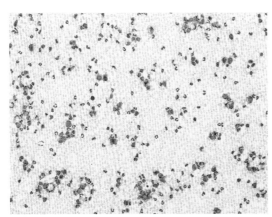

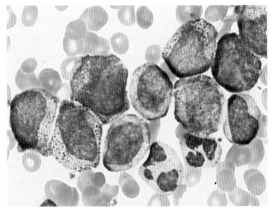

图 5-41　低倍镜下的白细胞增生情况　　图 5-42　中性幼稚粒细胞与幼稚嗜酸性粒细胞

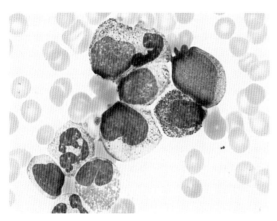

图 5-43　原粒、中性幼稚粒细胞和幼稚嗜酸性粒细胞

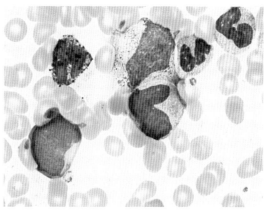

图 5-44　原粒、中性中、晚幼粒和嗜碱性粒细胞

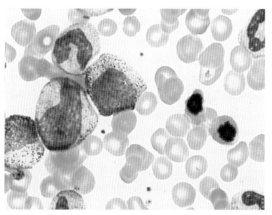

图 5-45　巨变的中性晚幼粒细胞及晚幼红细胞

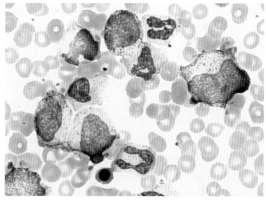

图 5-46　巨变的中性晚幼粒细胞、中性杆状核粒细胞增多

2. 慢性粒单核细胞白血病(chronic myelomonocytic leukemia,CMML)　外周血白细胞增高,单核细胞百分比增高,常>10%,其绝对值>1×10⁹/L,大多数单核细胞是成熟的,形态大致正常。可见原始粒细胞及中性幼稚粒细胞,亦可见有核红细胞,可有轻度的贫血,血小板数量变化不等,常有减少表现(图 5-47~图 5-50)。

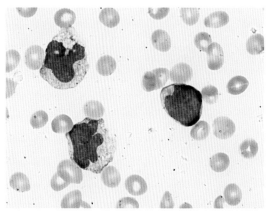

图 5-47　原始粒细胞及成熟单核细胞

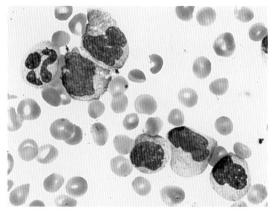

图 5-48　成熟单核细胞明显增多

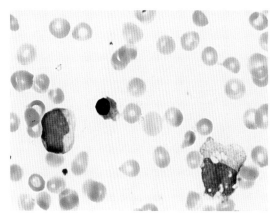

图 5-49　原粒、晚幼红细胞及成熟单核细胞

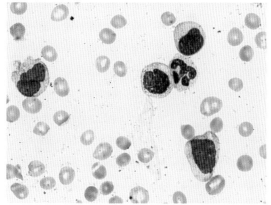

图 5-50　中性幼稚粒细胞

3. 骨髓纤维化（bone marrow fibrosis，BMF）　外周血白细胞早期正常或中度增高，少数患者白细胞减少，可见中性中、晚幼粒细胞，亦可见原始粒细胞，嗜酸和嗜碱性粒细胞也有增多。患者有贫血的表现，多为中重度贫血。可见有核红细胞，泪滴样红细胞易见，亦可见嗜多色性红细胞和嗜碱性点彩红细胞。巨、大血小板较常见，有时也可以见到巨核细胞（图 5-51 ~ 图 5-54）。

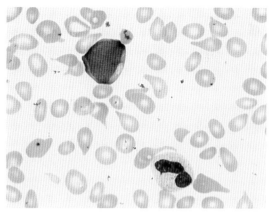

图 5-51　原始粒细胞

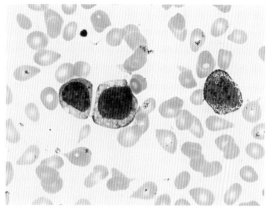

图 5-52　中性幼稚粒细胞及嗜碱性粒细胞

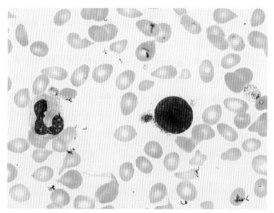

图 5-53　裸核的小巨核细胞

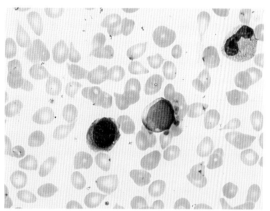

图 5-54　原始粒细胞、中幼红细胞及泪滴样红细胞

四、淋巴瘤

1. 慢性淋巴细胞白血病（chronic lymphocytic leukemia，CLL）与幼淋巴细胞白血病（prolymphocytic leukemia，PLL）　慢性淋巴细胞白血病（慢淋）外周血白细胞分类以该病的白血病细胞增多为主；幼淋巴细胞白血病分为 B 幼淋巴细胞白血病和 T 幼淋巴细胞白血病，外周血白细胞分类以该病的白血病细胞增多为主，两种疾病涂抹细胞均易见。①慢性淋巴细胞白血病外周血白细胞增高，以淋巴细胞增多为主，可达 90%，涂抹细胞易见，偶尔可见幼稚淋巴细胞，红细胞和血小板一般正常，晚期时可减低；②幼淋巴细胞白血病外周血幼稚淋巴细胞显著增多，可>55%。

【形态特征】 B 幼淋巴细胞与 T 幼淋巴细胞在外周血形态差异不显著，

故形态描述上不作具体区分。该类细胞胞体较大,核呈圆形或椭圆形,染色质较细致,有一个或两个大且圆的核仁,核仁多居中,胞质呈蓝色或淡蓝色(图5-55~图5-58)。慢淋的淋巴细胞与正常淋巴细胞形态相近,在此不作具体描述。

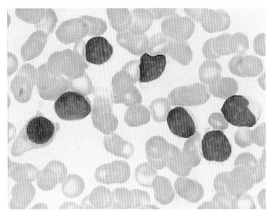

图5-55　慢淋患者的淋巴细胞　　　　　图5-56　慢淋患者的淋巴细胞

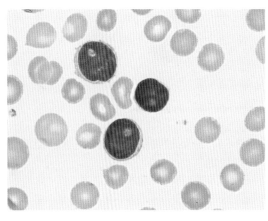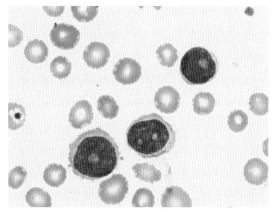

图5-57　幼淋巴细胞　　　　　　　图5-58　幼淋巴细胞

2. 毛细胞白血病(hairy cell leukemia)与脾边缘带淋巴瘤(splemic marginal zone lymphoma,SMZL)

(1) 毛细胞白血病:是一种淋巴系统的恶性肿瘤,患者脾肿大伴脾功能亢进常见,淋巴结肿大少见,外周血白细胞多有升高,贫血程度及血小板数量随疾病进展而有变化,脾肿大和脾亢常造成全血细胞减少。毛细胞是一种形态异常的淋巴细胞,其特点是细胞的胞质有明显的毛状突起。细胞标记研究证明绝大多数毛细胞具有B淋巴细胞标记,少数具有T细胞标记。应用Ig基因重组技术证实毛细胞来源于B细胞系。

【形态特点】细胞胞体稍大,直径12~20μm,形态不一,可见到圆形、椭圆形或多角形,胞质周边不规则,呈锯齿状或伪足突起,有时呈细长毛发状伸出、有时亦可呈"裙边"样。胞质中等量,呈"毛玻璃"样,蓝色或灰蓝色。细胞核呈椭圆形或凹陷核裂,染色质致密(图5-59～图5-62)。

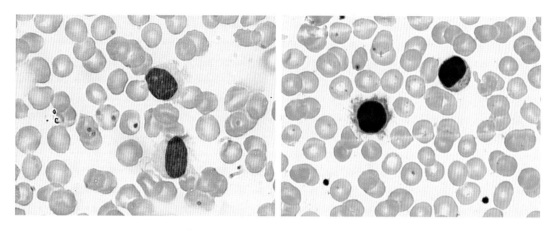

图5-59　毛细胞　　　　　　　　　　图5-60　毛细胞

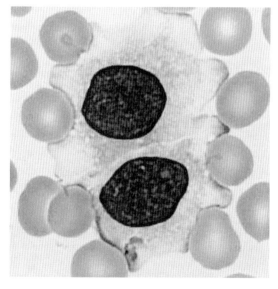
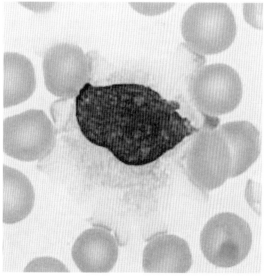

图5-61　毛细胞(胞浆呈"裙边样")　　　图5-62　毛细胞(胞浆呈"裙边样")

【诊断价值】外周血查找到该类细胞应如实描述细胞形态特征,报告给临床医师。

(2)脾边缘带淋巴瘤:是《造血和淋巴组织肿瘤分类》中正式确定的一个新独立类型。是原发于脾脏的低度恶性B细胞淋巴瘤,见于成人脾肿大或脾门淋巴结肿大。40%的病例血清中有单克隆性血清蛋白。就诊时多已晚期,累及脾、血液和骨髓,进展缓慢。循环的淋巴细胞有胞质绒毛状突出,但绒毛状突起较毛细胞短粗,因形态与毛细胞近似,特在此处列举(图5-63～图5-68)。

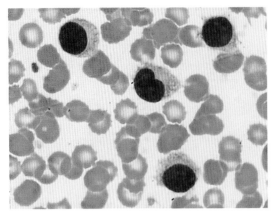

图 5-63　脾淋巴瘤伴循环绒毛淋巴细胞

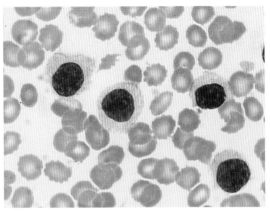

图 5-64　脾淋巴瘤伴循环绒毛淋巴细胞

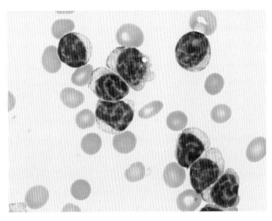

图 5-65　脾淋巴瘤伴循环绒毛淋巴细胞
（染色质呈"龟裂样"）

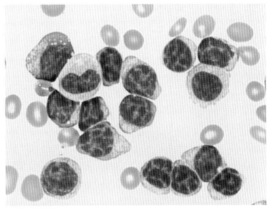

图 5-66　脾淋巴瘤伴循环绒毛淋巴细胞
（染色质呈"龟裂样"）

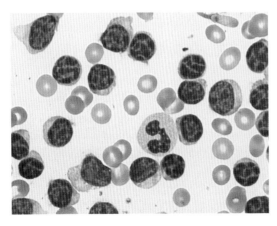

图 5-67　脾淋巴瘤伴循环绒毛淋巴细胞
（染色质呈"龟裂样"）

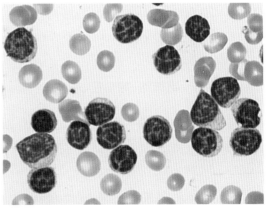

图 5-68　脾淋巴瘤伴循环绒毛淋巴细胞
（染色质呈"龟裂样"）

3. 成人 T 细胞白血病/淋巴瘤(adult T-cell leukemia/lymphoma, ATL)　是一种与人 T 细胞白血病病毒Ⅰ(HTLV-Ⅰ)感染直接相关、发生于成人的特殊类型淋巴系统恶性克隆增殖性疾病。其病变主要发生在外周血淋巴细胞,亦可侵及骨髓。白细胞数常增高,尤其见于急性型和慢性型患者。淋巴细胞占 10% ~ 90%,ATL 患者一般可无贫血和血小板减少,即使有贫血及血小板减少,程度也较轻,重度贫血和血小板减少者较少见。

【形态特点】　该类细胞大小不一,胞核呈花瓣形或脑沟回样,染色质粗糙(图 5-69 ~ 图 5-72)。

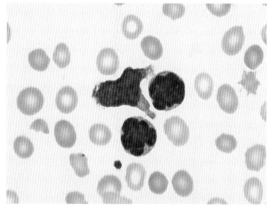

图 5-69　T 细胞淋巴瘤细胞

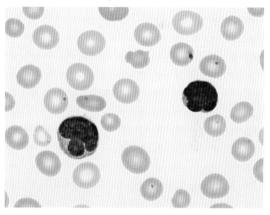

图 5-70　T 细胞淋巴瘤细胞

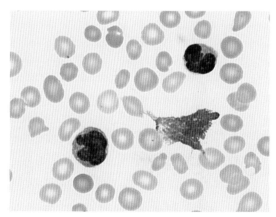

图 5-71　T 细胞淋巴瘤细胞

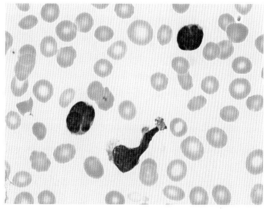

图 5-72　T 细胞淋巴瘤细胞

【诊断价值】　外周血查找到该类细胞应如实描述细胞形态特征,报告给临床医师。

4. Sézary syndrome 的 SS 细胞(Sézary cell)　Sézary syndrome 是一种红皮症伴有水肿与色素沉着,是 T 淋巴细胞肿瘤性增生的结果,故也称为 T 细胞淋巴瘤性红皮病。

【形态特点】　该类细胞大小均一,核染色质较正常小淋巴粗糙,核形呈圆形,有扭曲、切迹,呈"脑沟回"样改变,胞质呈蓝色或深蓝色,胞质量较少(图 5-73 ~ 图 5-76)。

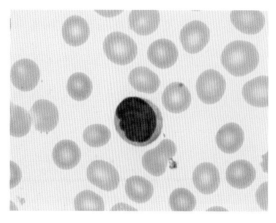

图 5-73　Sézary 细胞

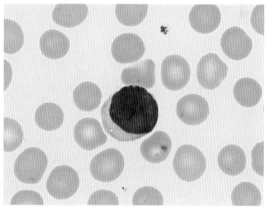

图 5-74　Sézary 细胞

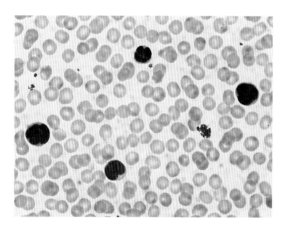

图 5-75　Sézary 细胞

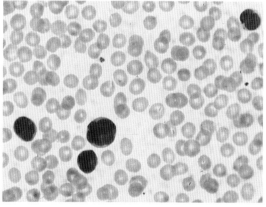

图 5-76　Sézary 细胞

5. 多发性骨髓瘤和浆细胞白血病(plasma cell leukmia)　多发性骨髓瘤(multiple myeloma,MM)是一种恶性浆细胞病,其肿瘤细胞起源于骨髓中的浆细胞,而浆细胞是 B 淋巴细胞发育到最终功能阶段的细胞。因此多发性骨髓瘤可以归到 B 淋巴细胞淋巴瘤的范围。目前 WHO 将其归为 B 细胞淋巴瘤的一种,称为浆细胞骨髓瘤/浆细胞瘤。其特征为骨髓浆细胞异常增生伴有单克隆免疫球蛋白或轻链(M 蛋白)过度生成,极少数患者可以是不产生 M 蛋白的未分泌型MM。多发性骨髓瘤常伴有多发性骨质破坏、高钙血症、贫血、肾脏损害。由于正常免疫球蛋白的生成受抑制,因此容易出现各种细菌性感染。外周血白细胞正常或减低,可偶见骨髓瘤细胞,亦可见少数幼粒、幼红细胞,红细胞呈"缗钱"状改变(图示见红细胞形态),并有不同程度的贫血,血小板减少或正常。浆细胞白血病则为多发性骨髓瘤白血病化后所形成,外周血片中可见到大量的骨髓瘤细胞,当骨髓瘤细胞>2.0×10^9/L 时,应诊断为浆细胞白血病。

【形态特点】骨髓瘤细胞较浆细胞大,细胞外形不规则,可有伪足。核圆形或椭圆形,多偏位,核染色质较疏松,呈斑块状或龟裂状,部分细胞可见核仁。胞质量丰富,呈灰蓝色或火焰状,可有少量颗粒(图5-77~图5-82)。

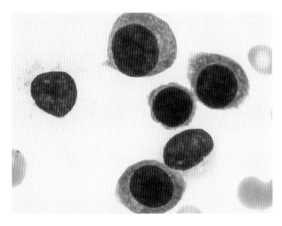

图 5-77 幼稚浆细胞

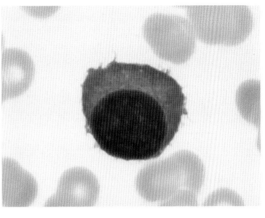

图 5-78 骨髓瘤细胞

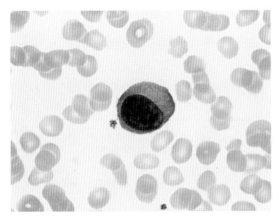

图 5-79 成熟浆细胞

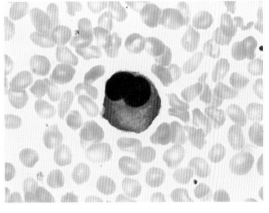

图 5-80 双核浆细胞

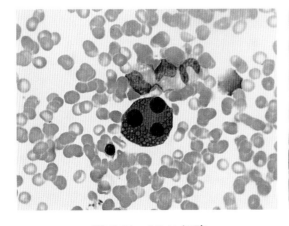

图 5-81 Mott 细胞

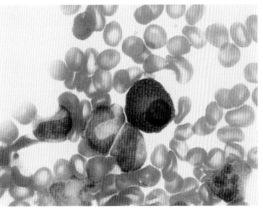

图 5-82 Mott 细胞

6. 恶性淋巴瘤 恶性淋巴瘤(malignant lymphoma,ML)是一组起源于淋巴造血系统的恶性肿瘤的总称。根据病理、临床特点以及预后转归等将淋巴瘤分为非霍奇金淋巴瘤(non-Hodgkin lymphoma,NHL)和霍奇金淋巴瘤(Hodgkin lymphoma,HL)两类。HL罕见骨髓受累。NHL侵犯骨髓者,骨髓涂片可见淋巴瘤细胞,细胞体积较大,染色质丰富,呈灰蓝色,形态明显异常,可见"拖尾现象"。在某些淋巴瘤患者的外周血片中,可见到该细胞,由于外周血不可用于诊断,故不做定论。

【形态特点】胞体较大,胞质量较多,呈深蓝色,部分细胞胞质可见"拖尾"。核形不规则,扭曲、折叠、分叶等现象多见,核染色质呈"条索"状排列,亦可较为疏松,部分细胞可见核仁,核仁大且清晰,一个或多个(图5-83~图5-86)。

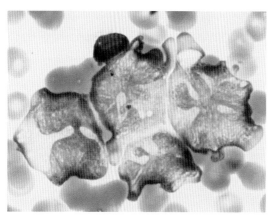

图 5-83　淋巴瘤细胞

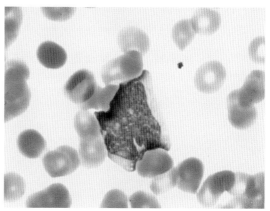

图 5-84　淋巴瘤细胞

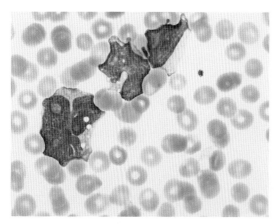

图 5-85　淋巴瘤细胞

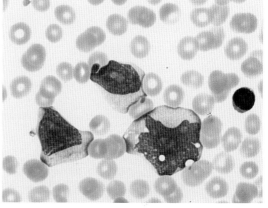

图 5-86　淋巴瘤细胞

7. 尼曼-匹克病 尼曼-匹克病(Niemann-Pick disease,NPD)又称鞘磷脂沉积病,属先天性糖脂代谢性疾病。其特点是单核巨噬细胞胞浆内有大量的含有神经鞘磷脂的泡沫状细胞。

【形态特点】 单核细胞和淋巴细胞胞浆内可出现多个空泡,病变细胞在电镜下观察,这些空泡是充满类脂的溶酶体。因脂代谢异常,外周血涂片中也因脂代谢异常,可在淋巴细胞的胞浆中看到空泡(图5-87,图5-88)。

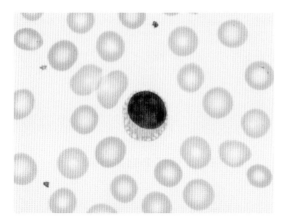

图5-87 胞浆内有空泡的淋巴细胞

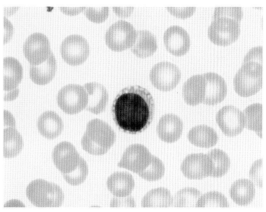

图5-88 胞浆内有空泡的淋巴细胞

8. 骨髓增生异常综合征 骨髓增生异常综合征(myelodysplastic syndromes, MDS)是起源于造血干细胞的一组异质性髓系克隆性疾病,特点是髓系细胞中的一系或多系血细胞减少或发育异常,表现为无效造血、难治性血细胞减少、造血功能衰竭,高风险向急性髓系白血病(AML)转化。FAB和WHO均对MDS的诊断有不同的标准和分型,不同分型的外周血细胞形态数量变化也有不同的标准,在这里不再一一叙述。外周血片中白细胞、红细胞、血小板的形态均有较多的变化,可以出现原始粒细胞、幼稚粒细胞及有核红细胞,成熟的红细胞大小不等,异常形态红细胞易见,亦可见畸形血小板、巨大血小板和颗粒缺失的血小板(图5-89~图5-104)。

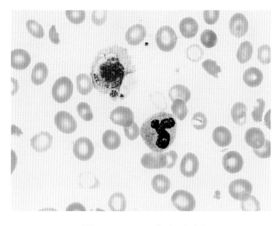

图5-89 巨大血小板

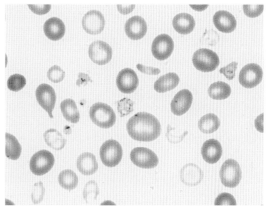

图5-90 多种异常形态的红细胞

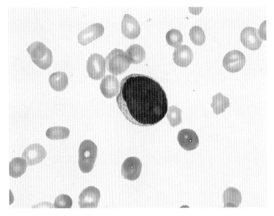

图 5-91　可见原始细胞

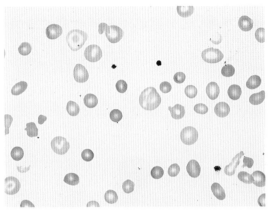

图 5-92　红细胞大小不均

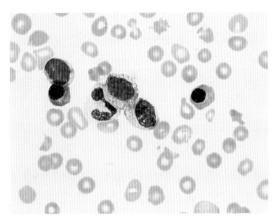

图 5-93　有核红细胞

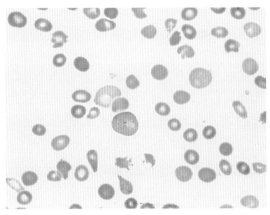

图 5-94　多种异常形态的红细胞

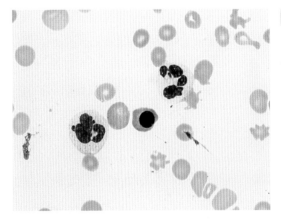

图 5-95　嗜多色性红细胞和颗粒减少的
中性粒细胞

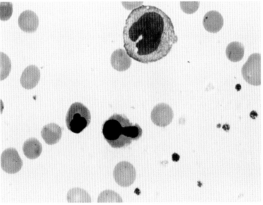

图 5-96　有核红细胞的异形性

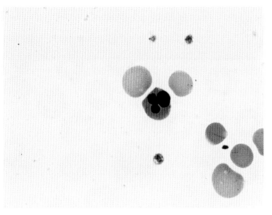

图 5-97　"花瓣"样有核红细胞

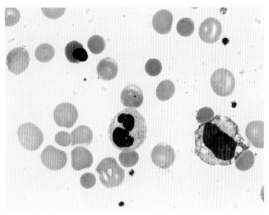

图 5-98　晚幼红细胞的脱核障碍现象

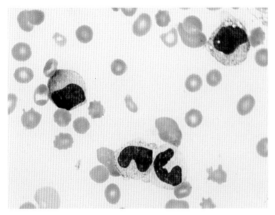

图 5-99　中性幼稚粒细胞(颗粒缺失)

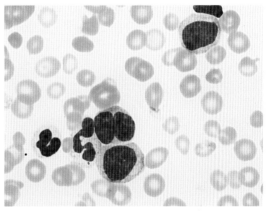

图 5-100　双核幼稚粒细胞

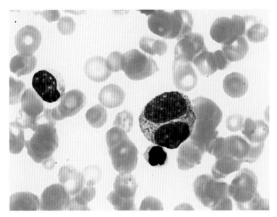

图 5-101　双核幼稚粒细胞

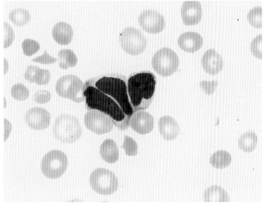

图 5-102　双核幼稚粒细胞

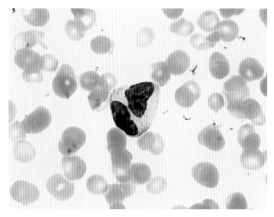

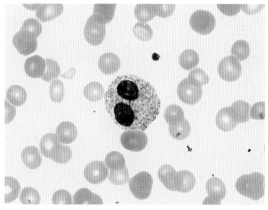

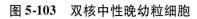

图 5-103　双核中性晚幼粒细胞　　　　图 5-104　假性 Pelger-Huët 畸形

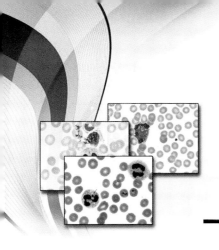

第六章　血液寄生虫

一、疟原虫

疟原虫是疟疾的病原体,在外周血液中或骨髓、肝脏等组织中查找到疟原虫,即可诊断为疟疾。疟疾是经蚊叮咬或输入带疟原虫者的血液而感染疟原虫所引起的虫媒传染病。感染人类的疟原虫有五种,即间日疟原虫、恶性疟原虫、三日疟原虫、卵形疟原虫和约氏疟原虫。前四种常可以见到,第五种罕见。图6-1 示疟原

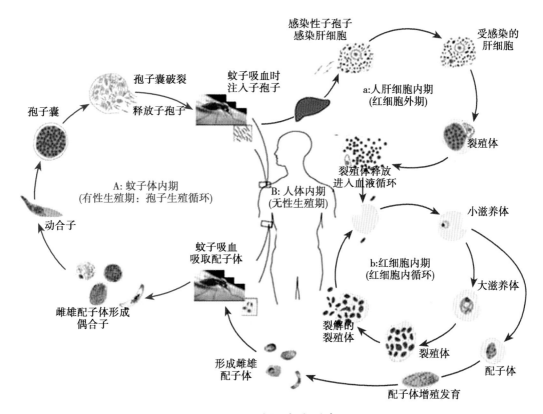

图6-1　疟原虫生活史

虫生活史。

在外周血液中,可以查找到疟原虫的早期滋养体(环状体)、大滋养体、配子体、裂殖体及裂殖子。表 6-1 和表 6-2 为四种疟原虫的形态特点和鉴别。

表 6-1　间日疟与恶性疟原虫形态特点

	间日疟原虫	恶性疟原虫
环状体	胞质呈淡蓝色,环较大,约占红细胞的1/3,核 1 个,偶有 2 个,红细胞内通常只寄生一个原虫	环较小,约占红细胞的 1/5,核相对于间日疟更显得致密,有 1～2 个,红细胞内可有 2 个或更多的原虫寄生,虫体常位于红细胞的边缘
滋养体	核 1 个,胞质丰富,形态不规则,空泡明显,疟色素分散在胞质内,细小杆状	一般不出现在外周血
裂殖体	虫体充满整个红细胞,裂殖子 12～24 个,常为 16 个,排列不规则	外周血不易见
配子体	呈圆形或卵圆形,占满红细胞,胞质蓝色或略带红色,雌雄配子体的核有些区别,前者小而致密,多偏于一侧,后者相对疏松,多位于中央	雌雄配子体多呈香蕉样,前者两端较尖,核致密,位于中央;后者两端钝圆,核疏松,位于中央
被寄生红细胞	胀大,红细胞颜色变淡,有较多的细小红色的薛氏点	不胀大,可有粗大的茂氏(Maurer)斑点

表 6-2　三日疟与卵形疟原虫形态特点

	三日疟原虫	卵形疟原虫
环状体	胞质呈深蓝色,环较粗壮,约占红细胞的 1/4～1/3,核 1 个,偶有 2 个,红细胞内很少寄生 2 个原虫	似三日疟原虫
滋养体	体小,长圆形或带状,疟色素粗大,颗粒状,常分布于虫体边缘	核 1 个,形态不规则或者圆形,空泡不明显,疟色素较少且粗大
裂殖体	虫体几乎充满整个红细胞,裂殖子 6～12 个,常为 8 个,常排列成菊花样	虫体小于正常红细胞,裂殖子 4～12 个,常为 8 个
配子体	呈圆形或卵圆形,几乎占满红细胞,胞质深蓝色,雌雄配子体的核有些区别,前者小而致密,多偏于一侧,后者相对疏松,多位于中央	似三日疟原虫
被寄生红细胞	不胀大或略有缩小,红细胞颜色正常或变淡	略胀大,部分呈长形,其中一边缘呈锯齿状

1. 间日疟原虫(plasmodium vivax)

(1) 早期滋养体(环状体)(图6-2,图6-3)

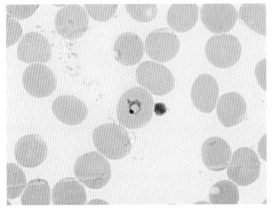

图6-2　间日疟原虫环状体

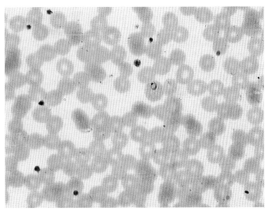

图6-3　间日疟原虫环状体

(2) 滋养体(图6-4～图6-7)

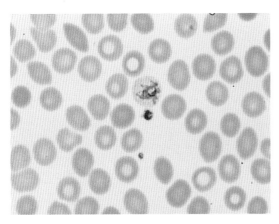

图6-4　间日疟原虫滋养体

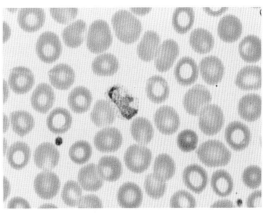

图6-5　间日疟原虫滋养体

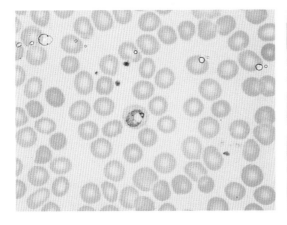

图6-6　间日疟原虫滋养体

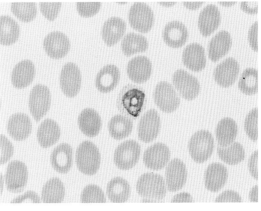

图6-7　间日疟原虫滋养体

（3）配子体（图 6-8 ~ 图 6-11）

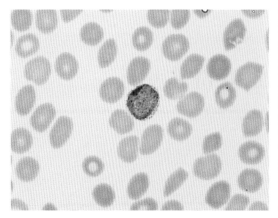

图 6-8　间日疟原虫配子体

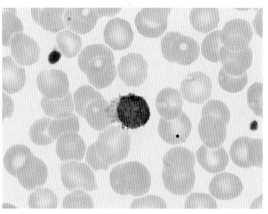

图 6-9　间日疟原虫配子体

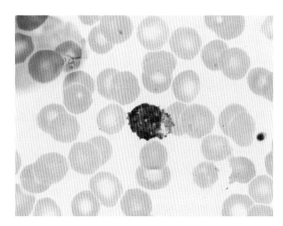

图 6-10　间日疟原虫配子体

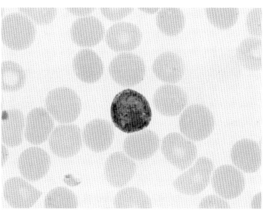

图 6-11　间日疟原虫配子体

（4）裂殖体（图 6-12，图 6-13）

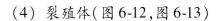

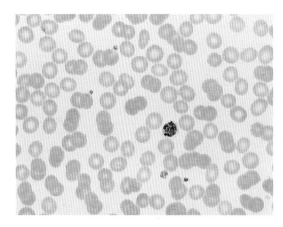

图 6-12　间日疟原虫裂殖体

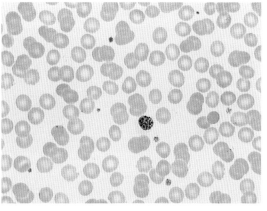

图 6-13　间日疟原虫裂殖体

（5）间日疟原虫裂殖子（图6-14，图6-15）

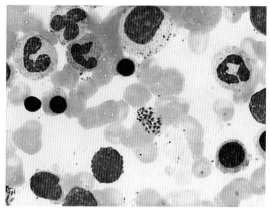 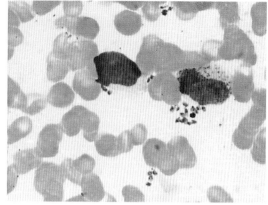

图6-14 间日疟原虫裂殖子（骨髓涂片）　　**图6-15** 间日疟原虫裂殖子（骨髓涂片）

2. 恶性疟原虫（plasmodium falciparum）

（1）早期滋养体（环状体）（图6-16，图6-17）

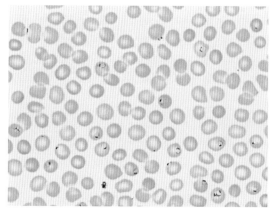 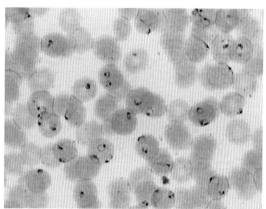

图6-16 恶性疟原虫环状体　　　　　　**图6-17** 恶性疟原虫环状体

（2）配子体（图 6-18 ~ 图 6-20）

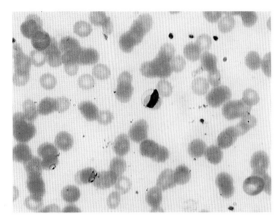

图 6-18　恶性疟原虫配子体　　　　图 6-19　恶性疟原虫配子体

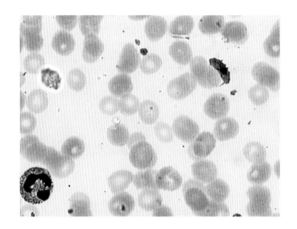

图 6-20　恶性疟原虫配子体

（3）未成熟裂殖体（外周血罕见）（图 6-21）

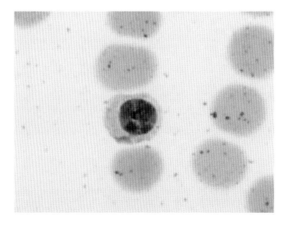

图 6-21　恶性疟原虫未成熟裂殖体

3. 三日疟原虫(plasmodium malariae)

(1) 早期滋养体(环状体)(图6-22,图6-23)

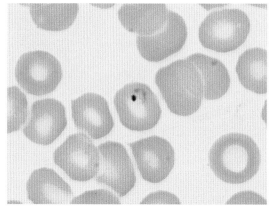

图6-22　三日疟原虫环状体

图6-23　三日疟原虫环状体

(2) 滋养体(图6-24,图6-25)

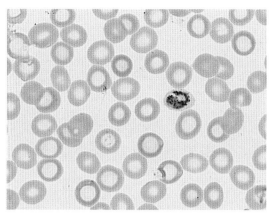

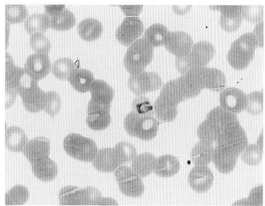

图6-24　三日疟原虫滋养体

图6-25　三日疟原虫滋养体

（3）配子体（图 6-26 ~ 图 6-31）

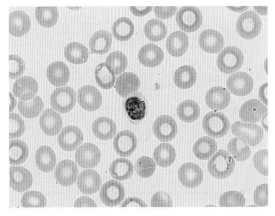

图 6-26　三日疟原虫配子体

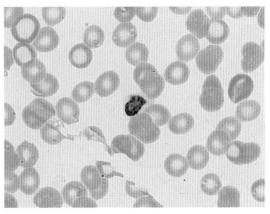

图 6-27　三日疟原虫配子体

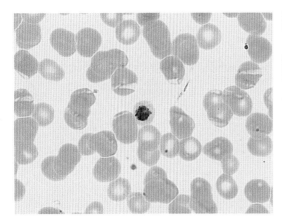

图 6-28　三日疟原虫配子体

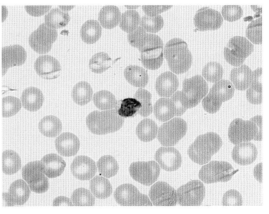

图 6-29　三日疟原虫配子体

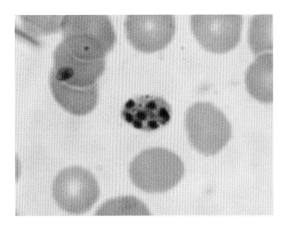

图 6-30　三日疟原虫裂殖体

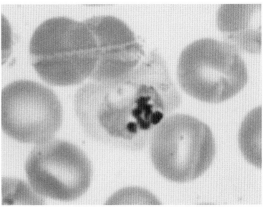

图 6-31　三日疟原虫裂殖体

4. 卵形疟原虫(plasmodium ovale)

(1)早期滋养体(环状体)(图 6-32,图 6-33)

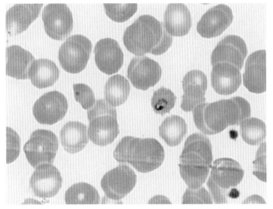

图 6-32 卵形疟原虫环状体

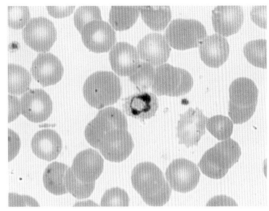

图 6-33 卵形疟原虫环状体

(2)滋养体(图 6-34,图 6-35)

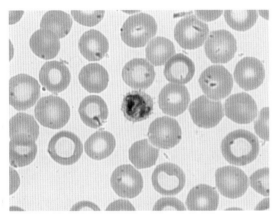

图 6-34 卵形疟原虫滋养体

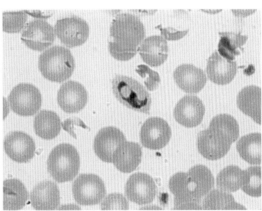

图 6-35 卵形疟原虫滋养体

（3）配子体（图6-36,图6-37）

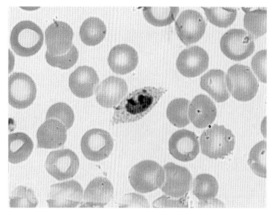

图 6-36 卵形疟原虫配子体

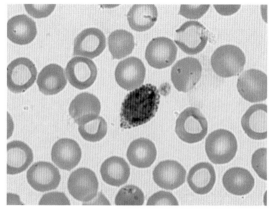

图 6-37 卵形疟原虫配子体

（4）裂殖体（图6-38,图6-39）

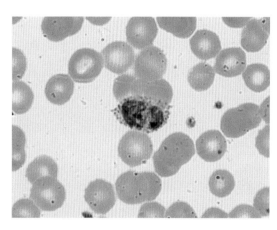

图 6-38 卵形疟原虫未成熟裂殖体

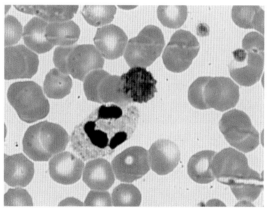

图 6-39 卵形疟原虫裂殖体

二、丝虫

寄生于人体的丝虫（filariasis）现知有八种，引起的症状、虫媒、传播的地区、微丝蚴（microfilariasis）的形态都不同。诊断主要靠在血液、皮肤组织或其他组织内检出微丝蚴。八种丝虫中班氏吴策线虫、马来布鲁线虫、帝汶布鲁线虫、罗阿罗阿线虫的微丝蚴在外周血液中可以见到鞘膜；奥氏曼森线虫、链尾曼森线虫、常现曼森线虫、旋盘尾线虫的微丝蚴不能见到鞘膜。我国只有班氏吴策线虫（班氏）和马来布鲁线虫（马来丝虫）。这两种线虫引起的疾病称为丝虫病，是指丝虫寄生在淋巴组织、皮下组织或浆膜腔所致的寄生虫病。本病由吸血昆虫传播。表6-3为班氏丝虫与马来丝虫的微丝蚴形态鉴别要点。

表 6-3　班氏丝虫与马来丝虫的微丝蚴形态鉴别要点

班氏丝虫	马来丝虫
(244~296)μm×(5.3~7.0)μm	(177~230)μm×(5~6)μm
虫体柔和,弯曲自然,无小弯	虫体弯曲僵硬,大弯上可有小弯
虫体内细胞核圆形或椭圆形,各核分开排列,整齐,清晰可数	虫体内细胞核形态不规则,大小不等排列紧密且常相互重叠,不易分清
尾部后 1/3 渐渐尖细,无尾核	尾部自肛孔后至第一尾核突然弯细,有 2 个尾核,前后排列
出现于外周血时间晚 10 时至次晨 2 时	出现于外周血的时间晚 8 至次晨 4 时

1. 班氏吴策线虫(Wuchereria bancrofti)的微丝蚴(图 6-40 ~ 图 6-43)。

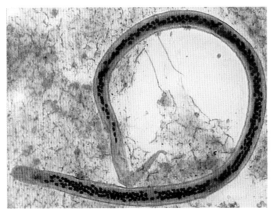

图 6-40　班氏吴策线虫微丝蚴

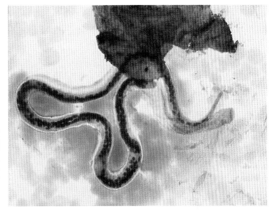

图 6-41　班氏吴策线虫微丝蚴

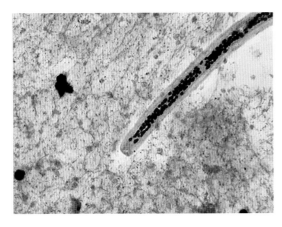

图 6-42　班氏吴策线虫微丝蚴(头间隙与宽度为 1∶1)

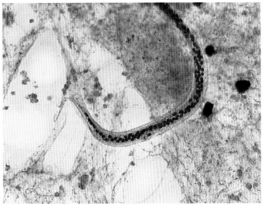

图 6-43　班氏吴策线虫微丝蚴(尾部无尾核)

2. 马来布鲁线虫（Brugia malayi）的微丝蚴（图 6-44～图 6-46）。

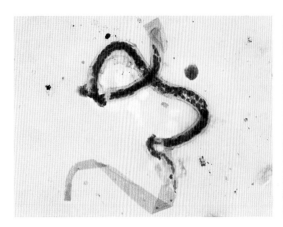

图 6-44　马来布鲁线虫微丝蚴（头间隙与宽度 2∶1）

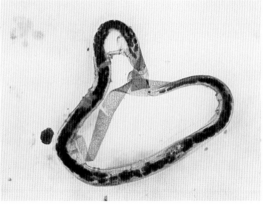

图 6-45　马来布鲁线虫微丝蚴（尾部有前后两个尾核）

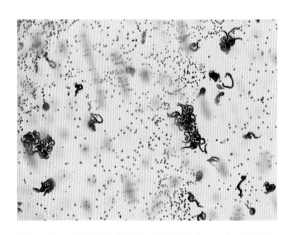

图 6-46　血液浓集后，低倍镜（×10）下的马来布鲁线虫微丝蚴

3. 罗阿罗阿线虫［Loa loa（cobboid，1864），（Castellani and Chalmers，1913）］罗阿罗阿线虫亦可称罗阿丝虫，其微丝蚴为昼现，因此临床标本的采集时间需在白天进行。它是罗阿丝虫病的病原体，亦称为非洲"眼虫"。该丝虫的微丝蚴长 250～300μm，头隙长宽相等，尾部圆钝略平，体核分布至尾端，可见一个较大的核。鞘膜宽大，显微镜下观察，显得质感强烈。图 6-47～图 6-50 是血涂片上罗阿罗阿线虫的微丝蚴。

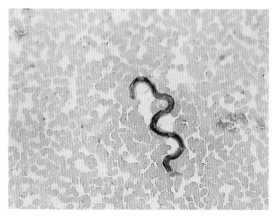

图 6-47　罗阿罗阿线虫微丝蚴

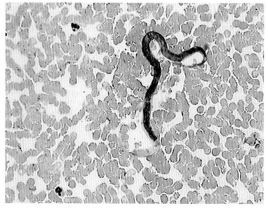

图 6-48　罗阿罗阿线虫微丝蚴

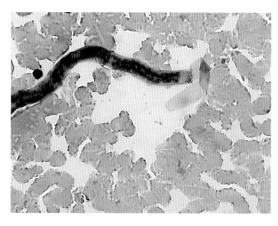

图 6-49　罗阿罗阿线虫微丝蚴(头部)

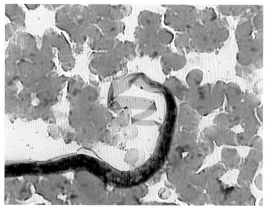

图 6-50　罗阿罗阿线虫微丝蚴(尾部)

4. 常现曼森线虫的微丝蚴　常现曼森线虫(Mansonella perstans)的微丝蚴无鞘膜,出现于外周血液,白天和夜晚均出现,但夜现稍多于昼现。微丝蚴体长152~207μm,宽度平均 4.5μm,体核分布至尾端,在最后一个核周围的虫体略显粗钝。本虫的致病性较低,但一些报道认为倦怠、眩晕、头痛、手足疼痛、胸腹部疼痛、关节肿痛以及嗜酸性粒细胞升高与此虫感染有关(图 6-51~图 6-54)。

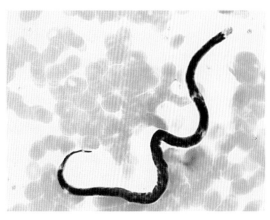

图 6-51　常现曼森线虫微丝蚴

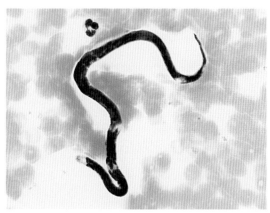

图 6-52　常现曼森线虫微丝蚴

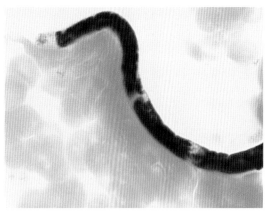

图 6-53　常现曼森线虫微丝蚴（头部）

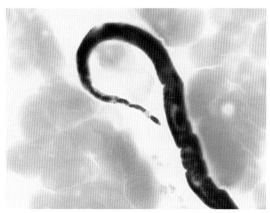

图 6-54　常现曼森线虫微丝蚴（尾部）

三、锥虫

　　锥虫是一种寄生于鱼类、两栖类、爬行类、鸟类、哺乳类以及人体的血液或组织中的鞭毛原虫。感染人体的锥虫有四种，分别是引起西非昏睡病（West African trypanosomiasis）的冈比亚锥虫（*Trypanosoma gambiense*）；引起东非昏睡病（East African trypanosomiasis）的罗德西亚锥虫（*Trypanosoma rhodesiense*）；引起美洲恰加斯病（Chagas' disease）的枯氏锥虫，亦称克氏锥虫（*Trypanoma cruzi*）；对人无致病性的蓝氏锥虫。其中非洲锥虫为唾传，枯氏锥虫为粪传。表6-4为布氏锥虫与枯氏锥虫鉴别要点。

表 6-4　布氏锥虫与枯氏锥虫鉴别

布 氏 锥 虫	枯 氏 锥 虫
非洲锥虫病(昏睡病)的病原体	美洲锥虫病(恰加斯病)的病原体
感染人体的两个亚种:西非的冈比亚锥虫、东非的罗德西亚锥虫,此两种形态学上无法鉴别	枯氏锥虫
虫体弯曲较多,角度亦不定	虫体多呈现 C 字形
虫体粗壮,核呈圆形或椭圆形	虫体较纤细,核多呈细长粗线状
虫媒:采采蝇(唾传)	虫媒:锥蝽(粪传)

1. 冈比亚锥虫或罗德西亚锥虫(图 6-55 ~ 图 6-58)。

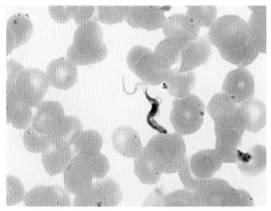

图 6-55　冈比亚锥虫或罗德西亚锥虫
锥鞭毛体期(细长型)

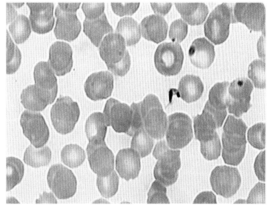

图 6-56　冈比亚锥虫或罗德西亚锥虫
锥鞭毛体期(短粗型)

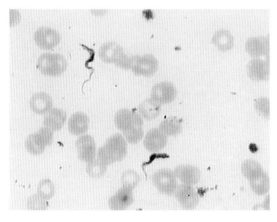

图 6-57　冈比亚锥虫或罗德西亚锥虫

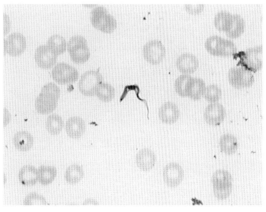

图 6-58　冈比亚锥虫或罗德西亚锥虫

2. 枯氏锥虫(图 6-59 ~ 图 6-62)。

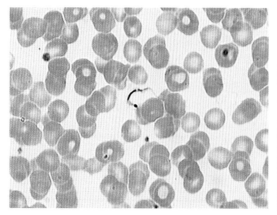

图 6-59　枯氏锥虫(锥鞭毛体期)

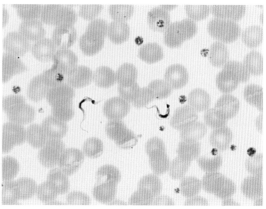

图 6-60　枯氏锥虫(锥鞭毛体期)

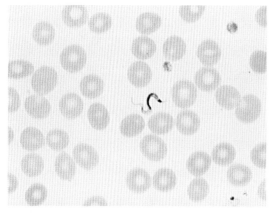

图 6-61　枯氏锥虫

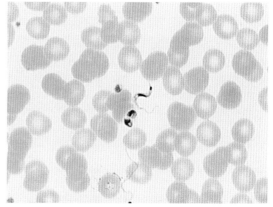

图 6-62　枯氏锥虫

四、巴贝西虫

巴贝西虫(Babesia)寄生于哺乳动物红细胞内,引起巴贝西虫病(Babesiidae)的人兽共患寄生虫病。由蜱为虫媒传播。在外周血涂片中,可见于红细胞内和细胞间。典型虫体为梨形,故又称为梨浆虫。亦常见的形态有环状体形、圆形、椭圆形、点状及阿米巴状。严重感染时,造成患者溶血加重,血片中嗜多色性红细胞易见,加之虫体形态多样,被感染的红细胞较多,故血涂片显得比较脏。

在瑞氏-吉姆萨染色条件下,染色质 1 ~ 3 个,呈紫红色或红色;胞质呈蓝色,无色素点。一个红细胞内可有多个虫体寄生,多为 1 ~ 4 个(图 6-63 ~ 图 6-74)。

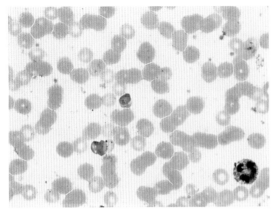

图 6-63　巴贝西虫

图 6-64　巴贝西虫

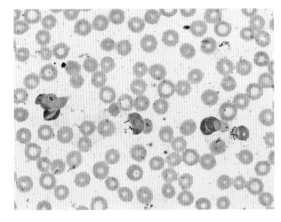

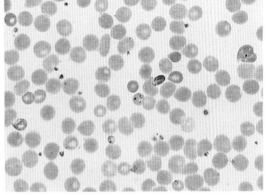

图 6-65　巴贝西虫

图 6-66　巴贝西虫

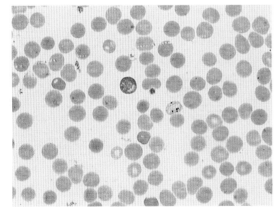

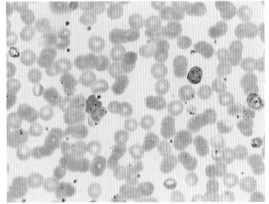

图 6-67　巴贝西虫

图 6-68　巴贝西虫

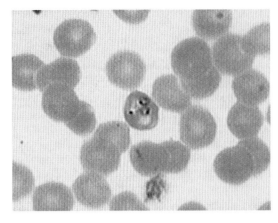

图 6-69　巴贝西虫(环状)

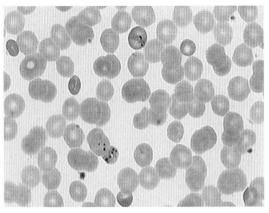

图 6-70　巴贝西虫(点状和环状)

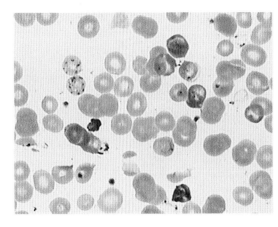

图 6-71　巴贝西虫

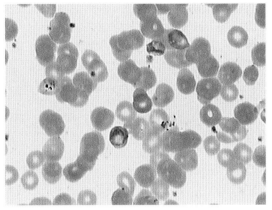

图 6-72　巴贝西虫

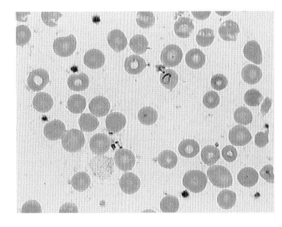

图 6-73　巴贝西虫(环状)

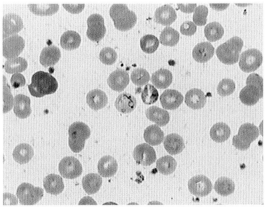

图 6-74　巴贝西虫(点状和环状)

本书图稿及文字稿说明

王欣(北京协和医院检验科)为本书提供 5-1,5-2,5-29,5-30 图;唐圣闻(首都医科大学附属北京世纪坛医院)为本书提供 2-124,2-148 图;王剑飚(上海交通大学医学院附属瑞金医院)为本书提供 3-108,3-138,3-139,5-77,5-78 图;阿不来提江·买合木提(新疆维吾尔自治区维吾尔医医院)为本书提供 2-30,2-31 图;樊爱琳(西京医院检验科)为本书提供 3-64,3-65,3-91 图;常世卿(河南省洛阳正骨医院医学检验中心)为本书提供 3-142,3-143,3-144,3-145 图;李丽娜(北京市第一中西医结合医院)和孙宏华(广州中医药大学祈福医院)提供本书附录 3 撰写;其余所有图片和文章由北京协和医院检验科张时民、王庚拍摄及撰写。

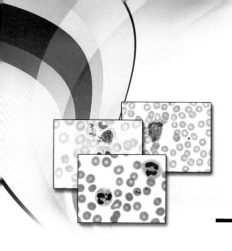

参考文献

［1］ 王建中.临床检验诊断学图谱.北京:人民卫生出版社.2012.

［2］ 熊立凡.临床检验基础.3 版.北京:人民卫生出版社,2003.

［3］ 王鸿俐.实验诊断学.北京:人民卫生出版社,2005.

［4］ 三轮史朗,渡边阳之辅.血液细胞图谱.5 版.东京:文光堂,2013.

［5］ 丛玉隆,乐家新,袁家颖.实用血细胞分析技术与临床.北京:人民军医出版社,2011.

［6］ Palmer L,Briggs C,McFadden,S,et al. ICSH recommendations for the standardization of nomenclature and grading of peripheral blood cell morphological features . Int. Jnl. Lab. Hem,2015,37(3):287-303.

［7］ Barnes PW,McFadden SL,Machin SJ,et al. The international consensus group for hematology review:suggested criteria for action following automated CBC and WBC differential analysis. Lab Hematol,2005,11(2):83-90.

［8］ 中华医学会检验分会全国血液学复检专家小组.全国血液学复检专家小组工作会议纪要暨血细胞自动计数复检标准释义.中华检验医学杂志,2007,30(4):380-382.

［9］ 张时民,王庚.血细胞分析自动化与显微镜复检应关注什么.国际检验医学杂志,2016,37(4):433-435.

［10］ 张时民.五分类法血细胞分析仪测定原理和散点图特征.中国医疗器械信息.2008,14(12):1-9.

［11］ 王霄霞.外周血细胞形态学检查技术.北京:人民卫生出版社,2010.

［12］ 于连辉,王庚,郭野,等.冷球蛋白血症导致血小板计数假性正常 1 例.临床检验杂志,2014,32(10):799-800.

［13］ 刘成玉,罗春丽.临床检验基础.5 版.北京:人民卫生出版社,2015.

［14］ 尚红,王兰兰.实验诊断学.3 版.北京:人民卫生出版社,2015.

［15］ 尚红,王毓三,申子瑜.全国临床检验操作规程.4 版.人民卫生出版社.2015.

［16］ 许晓峰,匡小周译.血液学彩色图谱—实用显微和临床诊断.2 版.北京:人民军医出版社,2015.

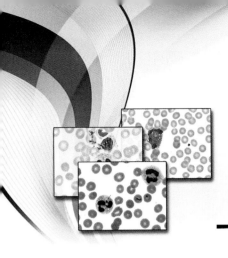

附录1 全国血液学复检专家小组工作会议纪要暨血细胞自动计数复检标准释义

中华医学会检验分会全国血液学复检专家小组,中华检验医学杂志编辑委员会

2006年9月10日,中华医学会检验分会全国血液学复检专家小组、中华检验医学杂志编辑委员会在北京举行了工作会议。中华医学会检验医学分会主任委员、中华检验医学杂志总编辑丛玉隆教授主持了会议,中华医学会杂志社袁桂清副社长,中华检验医学杂志编辑部史红主任,北京大学深圳医院检验科彭黎明教授,卫生部临床检验中心血液室彭明婷研究员,北京协和医院张时民副主任技师,上海同济大学附属第十人民医院李智主任医师,华中科技大学附属荆州市中心医院王昌富教授,中国人民解放军第二〇二医院邱广斌副主任技师等参加了本次会议。本次会议对根据国际血液学复检专家组(International Consensus Group for Hematology Review)最新提出的自动血细胞计数和白细胞分类计数的复检标准进行了认真学习和讨论,并进行了恰当的注释,以供国内同行学习和实践时参考。

一、国际血液学复检专家组推荐的41条自动血细胞计数(cell blood count,CBC)和白细胞分类计数(differential blood count,DBC)复检规则

1. 新生儿

(1) 复检条件:首次检测标本。

(2) 复检要求:涂片镜检。

2. WBC、RBC、Hb、PLT、网织红细胞(Ret)

(1) 复检条件:超出线性范围

(2) 复检要求:稀释标本后重新测定。

3. WBC、PLT

（1）复检条件：低于实验室确认的仪器线性范围。

（2）复检要求：按实验室标准操作规程(SOP)进行。

4. WBC、RBC、Hb、PLT

（1）复检条件：无结果。

（2）复检要求：①检查标本是否有凝块；②重测标本；③如结果维持不变，用替代方法计数。

5. WBC

（1）复检条件：首次结果 $<4.0\times10^9$/L 或 $>30\times10^9$/L。

（2）复检要求：涂片镜检。

6. WBC

（1）复检条件：3 天内 Delta 值超限，并 $<4.0\times10^9$/L 或 $>30\times10^9$/L。

（2）复检要求：涂片镜检。

7. PLT

（1）复检条件：首次结果 $<100\times10^9$/L 或 $>1000\times10^9$/L。

（2）复检要求：涂片镜检。

8. PLT

（1）复检条件：Delta 值超限的任何结果。

（2）复检要求：涂片镜检。

9. Hb

（1）复检条件：首次结果 <70g/L 或 $>$其年龄和性别参考范围上限 20g/L。

（2）复检要求：①涂片镜检；②确认标本是否符合要求。

10. MCV

（1）复检条件：24 小时内标本的首次结果 <75fl 或 >105fl(成人)。

（2）复检要求：涂片镜检。

11. MCV

（1）复检条件：24 小时以上的成人标本 >105fl。

（2）复检要求：①涂片镜检观察大红细胞相关变化；②如无大红细胞相关变化，要求重送新鲜血标本；③如无新鲜血标本，报告中注明。

12. MCV

（1）复检条件：24 小时内标本的 Delta 值超限的任何结果。

（2）复检要求：确认标本是否符合要求。

13. MCHC

（1）复检条件：$\geq$参考范围上限 20g/L。

（2）复检要求：检查标本是否有脂血、溶血、RBC 凝集及球形红细胞。

14. MCHC

（1） 复检条件：<300g/L，同时，MCV 正常或增高。

（2） 复检要求：寻找可能因静脉输液污染或其他标本原因。

15. 红细胞体积分布宽度（RDW）

（1） 复检条件：首次结果>22%。

（2） 复检要求：涂片镜检。

（16～22 条为白细胞分类的复检规则）

16. 无白细胞分类计数（DC）结果或 Dc 结果不全

（1） 复检条件：无条件复检。

（2） 复检要求：人工分类和涂片镜检。

17. 中性粒细胞绝对计数（Neut#）

（1） 复检条件：首次结果<1.0×10^9/L 或>20.0×10^9/L。

（2） 复检要求：涂片镜检。

18. 淋巴细胞绝对计数（Lym#）

（1） 复检条件：首次结果>5.0×10^9/L（成人）或>7.0×10^9/L（<12 岁）。

（2） 复检要求：涂片镜检。

19. 单核细胞绝对计数（Mono#）

（1） 复检条件：首次结果>1.5×10^9/L（成人）或>3.0×10^9/L（<12 岁）。

（2） 复检要求：涂片镜检。

20. 嗜酸性粒细胞绝对计数（Eos#）

（1） 复检条件：首次结果>2.0×10^9/L。

（2） 复检要求：涂片镜检。

21. 嗜碱性粒细胞绝对计数（Baso#）

（1） 复检条件：首次结果>0.5×10^9/L。

（2） 复检要求：涂片镜检。

22. 有核红细胞绝对计数（NRBC#）

（1） 复检条件：首次出现任何结果。

（2） 复检要求：涂片镜检。

（23 条为网织红细胞的复检规则）

23. 网织红细胞绝对计数（Ret#）

（1） 复检条件：首次结果>100.0×10^9/L。

（2） 复检要求：涂片镜检及煌焦油蓝染色镜检。

（24～41 条为可疑提示的复检规则）

24. 怀疑性报警[不成熟粒细胞（IG）/杆状核中性粒细胞（Band）报警提示除外]

（1）复检条件:首次成人结果出现阳性报警。

（2）复检要求:涂片镜检。

25. 怀疑性报警

（1）复检条件:首次儿童结果出现阳性报警。

（2）复检要求:涂片镜检。

26. WBC 结果不可靠报警

（1）复检条件:阳性报警。

（2）复检要求:①确认标本是否符合要求并重测标本;②如出现同样报警提示,检查仪器;③如需要,进行人工分类。

27. RBC 碎片

（1）复检条件:阳性报警。

（2）复检要求:涂片镜检。

28. 双形 RBC

（1）复检条件:首次结果出现阳性报警。

（2）复检要求:涂片镜检。

29. 难溶性 RBC

（1）复检条件:阳性报警。

（2）复检要求:①检查 WBC 直方/散点图;②根据实验室 SOP 证实 Ret 计数是否正确;③涂片镜检是否有异常形态的红细胞。

30. PLT 聚集报警

（1）复检条件:任何计数结果。

（2）复检要求:①检查标本是否有凝块;②涂片镜检估计 PLT 数;③如 PLT 仍聚集,按实验室 SOP 进行。

31. PLT 报警

（1）复检条件:除 PLT 聚集外的 PLT 和 MPV 报警。

（2）复检要求:涂片镜检。

32. IG 报警

（1）复检条件:首次结果出现阳性报警。

（2）复检要求:涂片镜检。

33. IG 报警

（1）复检条件:WBC 的 Delta 值超上限,有以前确认的阳性报警结果。

（2）复检要求:涂片镜检。

34. 左移报警

（1）复检条件:阳性报警。

（2）复检要求:按实验室 SOP 进行。

35. 不典型和(或)变异 Lym

(1) 复检条件:首次结果出现阳性报警。

(2) 复检要求:涂片镜检。

36. 不典型和(或)变异 Lym

(1) 复检条件:WBC 的 Delta 值超上限,有以前确认的阳性报警结果。

(2) 复检要求:涂片镜检。

37. 原始细胞报警

(1) 复检条件:首次结果出现阳性报警。

(2) 复检要求:涂片镜检。

38. 原始细胞报警

(1) 复检条件:3~7 天内 WBC 的 Delta 值通过,有以前确认的阳性报警结果。

(2) 复检要求:按实验室 SOP 进行。

39. 原始细胞报警

(1) 复检条件:WBC 的 Delta 值超上限,有以前确认的阳性报警结果。

(2) 复检要求:涂片镜检。

40. NRBC 报警

(1) 复检条件:阳性报警。

(2) 复检要求:①涂片镜检;②如发现 NRBC,计数 NRBC,重新计算 WBC 结果。

41. Ret

(1) 复检条件:散点/直方圈异常。

(2) 复检要求:①检查仪器状态是否正常;②如吸样有问题,重测标本;③如结果维持不变,涂片镜检。

二、国际血液学复检专家组推荐的 41 条自动 CBC 和 DC 复检规则专业术语释义

1. 涂片镜检(slide review) 指将血涂片进行瑞氏染色后,用显微镜观察各种血细胞形态,尤其是 CBC 自动计数的报警阳性细胞,但无需分类计数。

2. 人工分类(manual differential) 指将血涂片进行瑞氏染色后,用显微镜进行人工分类 100 或 200 个有核细胞,并计算各类有核细胞所占百分率。

3. Delta check 定义 指同一患者连续两次检测结果间的差异,用以判断因标本等错误引起结果的偶然误差。

4. Delta 限 可由实验室自行根据患者生物学变异、标本采集时间和自动分

析仪的分析特征制定。

5. Delta 值通过和超限　前者指最近自动分析仪所得结果与前次结果的差异小于所规定的限定值;后者则指二次结果的差异超过所规定的限定值。

6. 阳性和阴性 Delta　其分别指最近自动分析仪所得结果与前次结果的差异超过所规定的限定值的高限和低限。

7. Delta 值超限后所采取的措施　国际血液学复检专家组尚未制定自动 CBC 与 DC 的 Delta 限,但当其超过所制定的 Delta 值,应采取建议的措施。

8. IG/Band 报警提示除外　指如遇 IG/Band,参见复检规则第 32～34 条。

9. 如需要,进行人工分类　指根据实验室和临床需求判断是否进行人工分类。

会议期间就准备组织多中心对目前国内临床实验室使用的五分类血细胞分析仪进行"自动血细胞计数和白细胞分类计数的复检规则"的制定达成了共识,并进行了具体的安排和部署,争取尽快制定出切实可行的施行方案。

与会专家一致认为,"自动血细胞计数和白细胞分类计数的复检规则"的制定对我国各级临床实验室的临床实践有重要的指导意义,非常必要。希望通过结合我国的实际情况,以国际血液学复检专家组的"自动血细胞计数和白细胞分类计数的复检标准"为基础和指南,联合多家血细胞分析仪制造商和临床实验室,制定出适合我国各级实验室实行的"自动血细胞计数和白细胞分类计数的复检规则",为促进我国血细胞自动分析仪的规范使用并发挥其更大、更好的作用而努力。

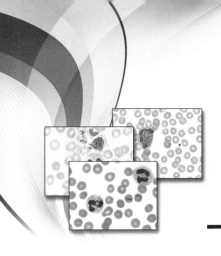

附录2 五分类法血细胞分析仪进展和散点图解读

血细胞分析仪问世已近60多年了。1953年美国的Wallance H. Coulter先生首次提出并利用通过小孔的颗粒引起电路中电阻变化的原理,设计出第一台可以对血液细胞自动计数的设备,从此开辟了血细胞分析的新纪元。这种计数原理被称为电阻抗原理,也被称为Coulter Principle(库尔特原理),并被沿用数十年,直到今天。最初的血细胞计数仪是一种单参数测定仪器,只能对血液中的红细胞和白细胞进行计数。经过多年的不断改进和技术进步,以电阻抗法为基本原理的仪器历经简单的红白细胞计数到增加血红蛋白测定、红细胞参数计算、血小板计数,从不分类到二分群和三分群,从手工稀释到仪器稀释,从半自动到全自动的发展变化,目前已经非常成熟。国内厂家生产的三分群法血细胞分析仪已经基本取代进口品牌的仪器,五分类法仪器的研发应用也已达到先进水平。

一、电阻抗法仪器的主要技术进步和所解决的问题

1. 扫流技术 为防止细胞回流导致重复计数。

2. 防反流装置 计数小孔后增加的一个挡板,用于将计数后的样本直接排出,不会产生反流,减少对小孔计数的干扰。

3. 三次计数技术或多段计数技术 提高计数的精度。

4. 脉冲编辑功能 防止因细胞未从小孔中心通过而产生的脉冲异常改变并对其进行技术性修正。

5. 重叠校正 用于修正两个细胞同时通过小孔时产生的脉冲异常,导致的计数误差。

6. 延时计数 用于细胞数数量过少时的延长计数时间或增加计数细胞数量,以减少因细胞数量过少而导致的统计学误差。

7. 浮动界标　用于血小板和红细胞计数区间的划分,保证小红细胞和大血小板出现时,尽量减少其相互间的干扰。用于白细胞三分群时根据各细胞群体积间的不同,进行浮动分界。

8. 拟合曲线　为减少噪音信号和小红细胞对血小板计数产生干扰,根据正常人血小板体积分布呈对数正态分布的理论,所设计的计算方法。

9. 鞘流技术　为保证细胞在通过计数小孔时,细胞排成一列从检测孔中心通过而又不互相干扰的技术。这类技术多用于激光法检测仪器等高端血细胞分析仪上。

10. 细胞分群技术　根据溶血剂对各类白细胞的作用不同,简单将白细胞划分为三个群体,小细胞群(以淋巴细胞为主)、大细胞群(以中性粒细胞为主)、中间细胞群(以单核细胞和嗜酸性粒细胞为主)。

这些技术的应用,逐步提高和保证了血细胞分析仪检测质量和水平,增加了血细胞分析仪的检测参数,使得血常规分析仪可以提供 18 项参数和三个直方图。但是这些技术和参数的应用仍不能满足现代医疗的要求,由此具有白细胞五分类功能甚至更多功能的血细胞分析仪是我们医疗需求不断提高后,实验室必然的要求。

二、血细胞分析仪五分类技术

1982 年 Technicon 公司推出的 H6000 应该是首款具有白细胞五分类功能的血细胞分析仪,1990 年经过改进的 H1 型检测速度就已经达到每小时 100 个样本。而在分析原理上最为经典的当属 Coulter 公司推出的利用细胞体积(volume)、射频电磁波(conductivity)和激光散射(scatter),既 VCS 技术三种物理学技术对白细胞进行三维数据分析。目前国内应用较为广泛的机型为采用激光散射结合核酸染色技术的日本 Sysmex 公司系列产品,该公司高端产品 XE-5000检查速度达到每小时 150 个样本,是目前检测速度最快的设备,目前又有新一代机型 XN 分析系统投入使用。国内近年来在研制开发具有白细胞五分类能力和网织红细胞分析能力的血细胞分析仪厂家当属迈瑞公司(Mindray),他们于 2012年初推出高端血细胞分析仪 BC-6800。

附表 2-1 中列出了国内外厂商生产的高端血细胞分析系统代表了当今血液分析的最高技术水平,并各具特色。

附表 2-1　仪器分析原理和特色简表

	代表性仪器	五分类法原理名称	染色技术	附加功能
物理学原理	Backman Coulter LH780	细胞体积、射频电磁波和激光散射技术（VCS）		网织红细胞和研究参数，有核红细胞计数，24 项白细胞研究群落参数，4 项红细胞系研究参数等
	Abbott CDSapphire	多角度激光偏振散射分析技术（MAPSS）		网织红细胞分析，有核红细胞，CD3/4/8，CD61 免疫法血小板测定，疟原虫提示
物理和化学法原理	Siemens Advia 2120i	细胞化学和激光散射技术	过氧化酶染料，对细胞内含的过氧化物酶染色	网织红细胞分析，体液细胞，光学法红细胞九分图和血小板分析，脑脊液和体液分析
	Sysmex XE-5000	半导体激光散射结合荧光核酸染色技术	细胞核酸染色，DNA/RNA 染色	网织红细胞分析，有核红细胞计数，造血干细胞（HPC），体液细胞，光学法血小板，体液分析
	ABX Pentra DX 120	双鞘流和细胞化学染色技术（DHSS）	苏丹黑 B 脂质染料，细胞膜、颗粒、胞核同时染色	网织红细胞分析，有核红细胞计数，巨大不成熟粒细胞，不成熟单核细胞和异常淋巴细胞
	Mindray BC-6800	激光散射技术结合荧光染色多维分析技术（SF Cube）	细胞核酸染色，DNA/RNA 染色	网织红细胞分析，有核红细胞计数，感染红细胞提示，光学法血小板

　　这些高端血细胞分析仪，目前也有了更进一步的发展，特别是配合新的流水线系统，将涂片和染片设备结合在一起，甚至与自动数字读片系统进行结合，其性能又有了更进一步的提升。例如 Backman Coulter，已经于 2011 年推出新的流水线系统 UniCel DxH800 血细胞分析系统，Sysmex 公司也于 2012 年推出了新一代 XN 血液分析流水线系统，而国内的 Mindray 公司也在 2014 年推出中国首套 CAL 8000 血细胞分析流水线系统。他们在分析原理方面基本沿用已经创立并应用多年的方法，但是在试剂、激光分析、算法和检测流程方面已经有了不少的改进与提升。有关血细胞分析流水线系统作者将另文进行

细致介绍。

三、主要类型的血细胞分析仪测定原理和白细胞分类散点图解读

本文以目前国内外实验室中最为流行的,各厂家所研发的高端品牌血细胞分析仪为例,进行介绍与解读,希望对临床检验工作中判断散点图正误,发现问题,进行复检提供帮助。

1. LH780 型血细胞分析仪测定原理及散点图解析　1953 年该公司创始人华莱士·库尔特在美国开创了血细胞计数自动化的先河,并在 1968 年制作出第一台全自动血细胞分析仪,1983 年推出三分群血细胞分析仪,随后在其 STKS 型号仪器上首次应用独创的 VCS 技术将白细胞分析升级为五分类法。LH780 型是目前最新的具有五分类能力的高端血细胞分析仪,该设备在红细胞及血小板计数上采用了传统的阻抗法,并依据其独有的多项专利技术,提高了计数的准确性与稳定性,增加了新的红细胞系的研究参数。在白细胞分类上则采用了其独创的、经典的并持有专利的 VCS 技术为检测原理,其 V(volume)代表体积,用于精确测量细胞的体积大小,可以将核型结构相近但体积大小差异显著的淋巴细胞与单核细胞进行区分;C(conductivity)代表传导性,用于收集细胞大小和内部构成的信息,包括细胞的化学组成和核的体积,可用于将细胞体积大小相近但内部构成不同的细胞区分开,如淋巴细胞与嗜碱性粒细胞的区分;S(scatter)为光散射技术用于收集细胞颗粒、核分叶及细胞表面特性,用于区分中性粒细胞和嗜酸性粒细胞,同时还可区分粒细胞与非粒细胞群。VCS 技术配合配合两种专用试剂在白细胞分类过程中溶解掉红细胞,并使白细胞在接近在人体血液中的细胞原态状态下进行分析测定。他所形成的散点图是在一个三维立体空间中呈现的结构(附图 2-1 左),但通常所看到的散点图是 V-RLS 所表达的体积与细胞颗粒性(附图 2-1 右),也可以选择查看其他角度观看散点图。其特点中还有可以将白细胞中的四类,中性粒细胞,淋巴细胞,单核细胞和嗜酸性粒细胞,分别按体积(V)、传导性(C)、光散射(S)统计他们各自的均值和范围,获得更多的有关各类白细胞大小与内部信息的参数,用于研究。

2. XE-5000 型血细胞分析仪测定原理及散点图解析　该设备是日本公司生产的产品,他们于 1988 年推出第一款五分类法血细胞分析仪 NE-8000 型,随后有多个系列仪器,如 SE、SF、XT、XE、XS 等系列产品,2007 年推出的产品是 XE-5000 型,它具有多个通道分别对红细胞/血小板、血红蛋白、白细胞进行分析测定,同时具有光学法检测血小板的功能和网织红细胞、有核红细胞、幼稚细胞检

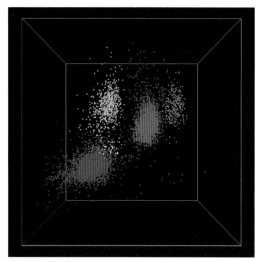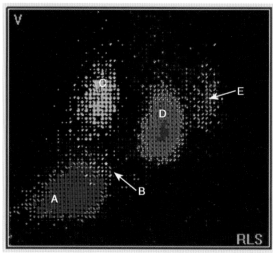

附图2-1　VCS法散点图定义

A:淋巴细胞;B:嗜碱性粒细胞(位于淋巴细胞后面的白色点);C:单核细胞;D:中性粒
细胞;E:嗜酸性粒细胞

测通道。

在白细胞分类上采用了流式细胞技术结合核酸荧光染色技术分析法,在白
细胞分类上采用两个通道,通常情况下系统采用WBC-B(BASO通道)测定结果
报告白细胞总数,如遇到乳糜血或脂质干扰时会切换到WBC-D(DIFF通道)报
告白细胞计数结果。仪器的两个通道计数白细胞结果一般会进行实时δ审核,
如果两通道差异大,会给出报警提示。在白细胞分类上主要依靠DIFF通道的核
酸荧光染色技术来实现,其原理是采用含有大分子有机酸的特殊专利溶血剂和
聚次甲基荧光染料,根据细胞内容物的复杂程度、酸碱特性和DNA/RNA核酸荧
光强度的不同进行白细胞分类。在DIFF通道散点图上(附图2-2左)的表现形
式是以反映细胞内容物复杂程度的光学信号"侧向散射光强度(SSC)"为X轴,
以反映细胞内DNA/RNA核酸荧光强度的光学信号"侧向荧光强度(SFL)"为Y
轴,将白细胞分为四类:中性粒细胞、嗜酸性粒细胞、淋巴细胞和单核细胞。在
BASO通道中(附图2-2右)使用了低渗强酸性溶血剂使得嗜碱性粒细胞保持完
整,其他细胞裸核化,以达到两类细胞体积差异扩大化的结果,利用Y轴的前向
散射光(FSC)区分体积大小,利用X轴的侧向散射光(SSC)反映细胞内容物的
复杂程度,将嗜碱性粒细胞区分出来。

该系统具有幼稚细胞检测通道,对未成熟粒细胞、原始细胞和异常淋巴细
胞,在相应的散点图上会有表现,并有报警信息。由于幼稚粒细胞内容物较为
复杂,细胞内DNA和RNA含量比成熟粒细胞高,因此这些细胞的信息在DIFF

散点图上会出现特定的区域,称为 IG 区域,同时该系统在 DIFF 散点图上还可以表现出高荧光染色细胞(HFLC)作为研究参数,包含原始细胞(Blast)和非典型淋巴细胞(Atyp)的散点图区域及报警信息。XE-5000 在幼稚细胞检测通道(IMI)可以通过射频信号(RF)和阻抗信号(DC),根据试剂中特殊氨基酸和表面活性剂进入幼稚白细胞而出现的延迟溶血作用,将幼稚细胞从成熟白细胞中分离出来,检测到幼稚细胞如原始细胞(Blast)和未成熟粒细胞(IG),还对外周血造血干细胞(HPC)有提示性报告,可作为临床研究参数使用。

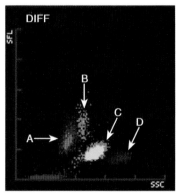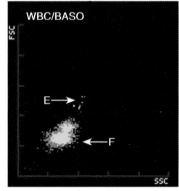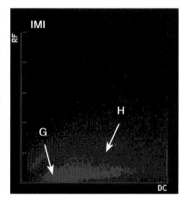

附图2-2　流式细胞术及核酸荧光染色技术散点图及定义

A:淋巴细胞;B:单核细胞;C:中性粒细胞;D:嗜酸性粒细胞;E:嗜碱性粒细胞;F:其他裸核化的白细胞群;G:原始细胞;H:未成熟粒细胞

3. Advia2120i 型血细胞分析仪测定原理及散点图解析　1974 年该设备生产了第一代具有白细胞分类功能的 Hemalog D 型,并于 1982 年首次推出第一款具有五分类功能的 H6000 型血细胞分析仪,他完全抛弃了传统的电阻抗法原理,在红细胞、血小板、白细胞的计数和分析上完全采用光学方法,其独有的红细胞体积/血红蛋白含量九分图也是目前唯一应用的分析技术。该设备目前由德国公司研发和生产,其最新型号为 Advia 2120i,同时具有网织红细胞分析功能和体液检测模式。

在白细胞分类上,Advia 系列仪器采用细胞化学染色法和激光散射技术为基本原理。所谓细胞化学是指对白细胞进行过氧化物酶染色,根据细胞的成熟程度,是否含有过氧化物酶及过氧化物酶含量的强弱来区分不含过氧化物酶的细胞群、弱过氧化物酶细胞群和过氧化物酶阳性细胞群,配合低角度散射光所获得的细胞体积信息、细胞内颗粒及核的复杂性等信息,在过氧化酶通道(Perox)内将白细胞划分为五类:淋巴细胞、单核细胞、中性粒细胞、嗜酸性粒细胞和未染色大细胞群(LUC:通常被认为是幼稚细胞群,可能包含原始细胞、幼稚细胞和异形淋巴细胞等)。

在该设备的过氧化酶通道(附图2-3左)的X轴所反映的是过氧化酶强度，Y轴代表细胞体积大小。嗜碱性粒细胞是在嗜碱性粒细胞/分叶核测定通道(Baso)进行检测的,酸性表面活性剂溶解掉红细胞与血小板,BASO试剂则去除掉除嗜碱性粒细胞以外的其他白细胞膜,使这些细胞粗略归类于单个核细胞群与多个核细胞群,而体积较大的嗜碱性粒细胞被完全分离在外。通常仪器分析中的白细胞总数是在Baso通道内进行的,这个通道内除了将嗜碱性粒细胞分类外,还可提示单个核细胞数量与多个核细胞数量,还能提示杆状核粒细胞与原始细胞(Blast)的出现。

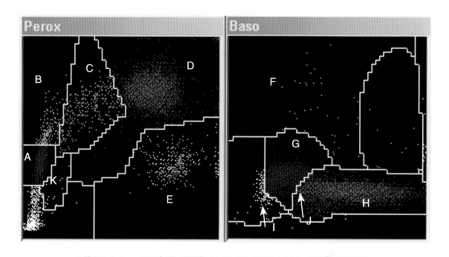

附图2-3 细胞化学染色及激光散射技术检测原理
A:淋巴细胞;B:未染色大细胞;C:单核细胞;D:中性粒细胞;E:嗜酸性粒细胞;F:嗜碱性粒细胞;G:单个核细胞;H:多个核细胞;I:原始细胞;J:杆状核细胞(位于G与H中间);K:血小板聚集

4. PENTRA DX 120型血细胞分析仪测定原理及散点图解析　该设备在血细胞分析上采用20世纪90年代在法国创立的双鞘流技术(DHSS)为基础,经过多年的改进,已经形成一种全新的血细胞分析技术,目前主要应用于PENTRA系列血液分析仪上。为了对白细胞更好地进行分类,DHSS技术又结合了细胞染色技术,最早采用苏丹黑B作为染料,在1998年推出的PENTRA 120 Retic型改用氯唑黑E为主要染色成分,并成为第一台在血液分析仪专用流式通道内30s完成全自动完成网织红细胞和相关参数测定的仪器。1999年推出的PENTRA60则是当时最小巧的,可采用末梢血测定的五分类法血细胞分析仪。2008年推出的PENTRA DX 120型将主要染色剂改为氯唑黑E和甲酸,并以这种染色原料作为白细胞五分类所采用的化学试剂。DHSS技术结合流式细胞分析(flowcytometry)技术、细胞化学染色(cytochemical staining)技术、鞘流阻抗技术(absorbance,

optical cytometry and fluoro-flowcytometry)构成其设备在白细胞分类中的关键技术,而红细胞与血小板计数则依靠传统的小孔阻抗法进行测定。在DDM散点图(附图2-4)上X轴代表细胞体积,Y轴代表吸光比率(反映细胞内容物、复杂性和染色程度等信息),可将白细胞分为四类,即中性粒细胞、嗜酸性粒细胞、单核细胞和淋巴细胞。还可以划分巨大未成熟细胞群(含未成熟粒细胞、未成熟单核细胞、未成熟淋巴细胞)。嗜碱性粒细胞是在BASO/WBC通道中进行测定,通过特殊溶血剂将其他白细胞膜破坏溶解,仅保持嗜碱性粒细胞的完整性,然后通过体积测定时的明显体积差异而得到,该通道的全部裸核化的白细胞和嗜碱性粒细胞之和即为仪器报告的白细胞总数。此外白细胞计数具有四通道平衡检测技术,依据4个阻抗通道,自动校准白细胞计数结果,使得准确性提高。

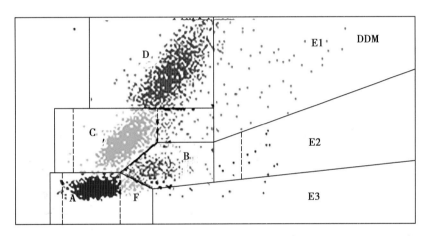

附图2-4　DHSS技术结合流式细胞分析技术,细胞化学染色技术原理
A:淋巴细胞;B:单核细胞;C:中性粒细胞;D:嗜酸性粒细胞;E:巨大未成熟细胞(LIC),包括E1未成熟粒细胞(IMG)、E2未成熟单核细胞(IMM)、E3未成熟淋巴细胞

5. BC-6800型血细胞分析仪测定原理及散点图解析　该产品的研发和生产厂家是中国厂家,是最早开始研发生产血球计数仪的厂家,也是最早研发生产具有白细胞五分类功能的血细胞分析仪厂家。该公司2006年首先推出国产第一款五分类血细胞分析仪BC-5500型,后又在2011年推出具有白细胞五分类和网织红细胞分析的BC-6800血细胞分析仪,随后又升级为带有体液分析功能的BC-6900型。2014年该公司紧跟国际血细胞分析仪发展趋势再次推出血细胞分析仪流水线系统CAL 8000。

在对白细胞的分析中采用了荧光染色和检测技术,可有效地在细胞体积、复杂度、荧光染色程度三个维度塑造和标示了细胞的物理和化学区分特征,并通过多维分析技术成功实现了不同发育程度和异常细胞的准确识别。该技术即光散射结合荧光染色多维分析技术（SF Cube），可以将细胞中核酸（DNA 和 RNA）含量通过荧光强度表现出来，结合细胞体积或者细胞内部复杂度信息来区分各种细胞的类型，其中 S：散射光（scatter），分为前向散射光和侧向散射光，用于检测细胞体积的大小和细胞的复杂程度；F：荧光信号（fluorescence），用于检测细胞内核酸物质的含量；Cube：由激光散射和荧光信号组成的多维分析，在白细胞计数及分类、未成熟和异常细胞识别（包含网织红细胞、有核红细胞识别）、老化样本检测、血小板计数、脂类样本检测、疟疾样本检测等方面呈现出了特性。

该设备散点图中可以表现出细胞的核酸含量（侧向荧光，FL）、内部结构复杂性（侧向散射光，SS）和细胞体积大小（前向散射，FS）信息检测分析，将来自每个细胞的三种信息分布在三维空间中，将特性不同的细胞群体进行识别和区分，进而获得各细胞群体的数量。其作为三维的散点图，可以将 DIFF 散点图在研究模式下旋转各个角度，以看清每个群体细胞的特殊空间位置，发现细胞群体中的异常表现，也是该设备的特点之一（附图 2-5）。

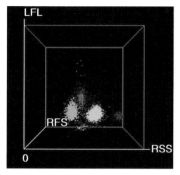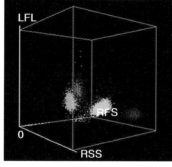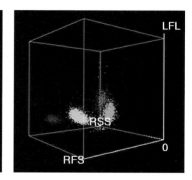

附图 2-5　BC-6800 型可旋转角度的 DIFF 散点图

在白细胞计数及分类上采用双通道，在 DIFF 通道中可将白细胞分为淋巴细胞、单核细胞、中性粒细胞和嗜酸性粒细胞；在 BASO 通道中计数白细胞总数，同时将嗜碱性粒细胞从白细胞群中划分出来并分类计数（附图 2-6）。在 DIFF 通道中溶血剂可以裂解红细胞，并对白细胞进行分化处理，使得各类细胞在体积与内部复杂性上产生差异；白细胞内的核酸被还同时被试剂中的一种新型不对称菁类荧光物质标记，各类白细胞和不同成熟阶段或异常发育状态的细胞，其核酸含量会有所不同。因此仪器的低角度散射光可以探测到细胞体积的大小，高角度散射光（SS）用于了解细胞内部颗粒与核结构的复杂性，而荧光强度（FL）则反映了细胞内核酸物质的含量情况，这样就可将白细胞的四类群体划分开。如果出现幼稚粒细胞、原始细胞及异常淋巴细胞，也会在散点图相应的区域出现，仪器可对这些异常出现的散点进行报警提示。BASO 通道采用特殊溶血剂将除了嗜碱性粒细胞以外的其他白细胞进行裸核化处理,同时溶解掉红细胞,这样嗜碱性粒细胞保持较大的体积,这样前向散射光(FS)可以将两群体积大小明显不同的细胞区分开,从而将嗜碱性粒细胞准确识别和计数。

　　该仪器使用了环保型无氰化试剂用于检测 HGB。在红细胞与血小板检测上,仪器默认的方法是二次加速鞘流阻抗技术。同时该仪器也具有光学法,在网织红细胞通道内进行血小板计数。在网织红细胞检测上则采用了碱性核酸色素染色技术结合激光流式细胞术方法,对网织红细胞及其成熟程度进行分类计数。有核红细胞检测同样采用核酸染料对细胞进行染色,然后通过前向散射光与侧向荧光强度的差异进行识别。

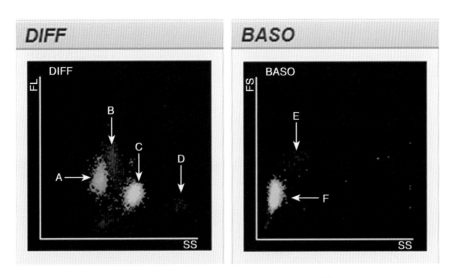

附图 2-6　光散射结合荧光染色多维分析技术原理
A:淋巴细胞;B:单核细胞;C:中性粒细胞;D:嗜酸性粒细胞;E:嗜碱性粒
细胞;F:裸核化后的白细胞群

　　6. CD Sapphire 血细胞分析仪测定原理及散点图解析　该设备是美国公司2005 年推出一款名为 CELL-DYN SAPPHIRE 的全自动血细胞分析仪,近10 年来该公司再未发布新更新的产品。目前该公司两款高端血细胞分析仪分别为CELL-DYN RUBY(红宝石)和 CELL-DYN SAPPHIRE(蓝宝石)。它采用该公司具有专利的多角度偏振光散射法技术原理(multi angle polarized scatter separation,MAPSS)对血细胞进行分析,只采用三种试剂,可以给出含白细胞五分类的结果。该设备的一个亮点是可以采用三种血小板检测方法,其中可以使用单克隆抗体免疫技术对血小板进行标记,准确检测血小板结果。对低值血小板、小血小板、大血小板和小红细胞干扰、红细胞碎片干扰等影响血小板计数准确性的问题,可以获得更加准确的结果。

MAPSS 技术采用半导体激光(波长 488nm)对稀释后由鞘流液包裹而进入流动计数室内的细胞进行照射,分析软件会将所收集到的多个角度的光散射信号进行分析,产生细胞分类结果。0°光散射用于识别细胞大小,10°光散射用于辨别核质比,90°光散射用于辨别细胞核分叶情况,90°偏振光用于辨别嗜酸颗粒。其白细胞分类是这样完成的:第一步用 10°和 90°光散射区分分叶核与单个核细胞,而嗜碱性粒细胞由于在分析中显现的去颗粒性而暂时被划入单个核细胞范围;第二步用 90°偏振区分嗜酸性粒细胞,中性粒细胞不表达这种物理特性,因而可将分叶细胞中的这两类细胞进行分离;第三步用 0°和 10°区分细胞大小与核质比,可以将嗜碱性粒细胞根据核分叶情况的特征将其从淋巴细胞和单核细胞群中分离出来;第四步 0°则将余下的淋巴细胞与单核细胞,按照其体积大小进行划分。其所有分类过程都是在仪器内部的同一个通道,同一激光照射下,由系统自动完成,最终计算出白细胞的分类结果和计数结果(附图 2-7)。

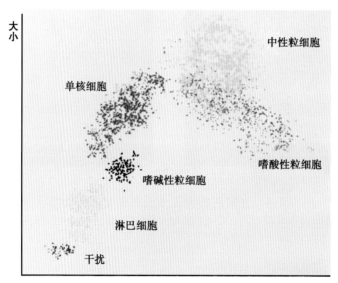

附图 2-7　光散射结合荧光染色多维分析技术原理图

四、小结

全自动血细胞分析仪已经发展到一个比较高的水平,无论在检测速度、检验参数、研究参数、扩展功能和项目等许多方面,各个厂家产品不断出现新的突破,无论是在检测精度还是在准确性方面完全能够满足实验室和临床的要求。但是对特殊标本的检验分析,对血液系统疾病的标本筛检上可能还存在一些问题,因此形态学复检和诊断依然是不可少的。因此许多厂家已经开发了血液细胞分析流水线系统,可以将筛检出来的可疑标本,自动制备成血涂片,然后交给血液细胞形态学检验的设备进行扫描拍摄,获取形态学图像和识别结果作为参考。这类数字化形态学检验设备有 CellaVision 以及 CELLDIFF 等品牌,也许是目前全自动血细胞分析仪形态学报告最好的补充。

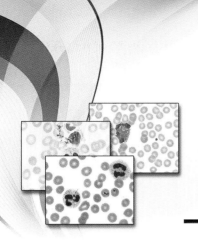

附录 3 多种型号血细胞分析仪（五分类法）报警信息及含义解读

附表 3-1 Beckman-Coulter LH-750 血细胞分析仪常见的怀疑性示警

怀疑性警示信息	含　义	参考图
Abnormal Retic Pattern	镰刀形红细胞、珠蛋白生成障碍性贫血、网织红细胞、小体积白细胞引起的异常网织红细胞细胞群	
Aging Sample	因为中性粒细胞、嗜酸性粒细胞老化、模式发生漂移。它只出现在研究数据窗口	图 3-29,图 3-72,图 3-73,图 3-158
Cellular Interference	WBC 直方图模式在 35fl 存在干扰,它可以是血小板聚集、巨大血小板、有核红细胞、蛋白凝块、冷凝球蛋白	图 2-151,图 4-7,图 4-49,图 4-52,图 4-61,图 4-57
DDD Diff	数据不能继续探测。仅当液流正常时仪器分析的数据。它只出现在研究数据窗口	
DDD Retic	数据不能继续探测。仅当液流正常时仪器分析数据。它只出现在研究数据窗口	
Dimorphic Reds	红细胞双峰	图 2-21,图 2-25
Giant Platelets	巨大血小板	图 4-7,图 4-8
High Plt Interference	血小板直方图模式在 20fl 存在干扰,它可以是小红细胞、红细胞碎片、大血小板、血小板聚块。它只出现在研究数据窗口	图 2-5,图 2-6,图 2-109,图 2-110,图 4-8,图 4-9,图 4-49
High WBC Count	不准确的 WBC 计数远$>140\times10^6/mm^3$	

续表

怀疑性警示信息	含　义	参考图
Imm. NE1	不成熟的粒细胞1［不成熟的粒细胞和（或）杆状核细胞］	图3-6,图3-7,图3-93
Imm. NE2	不成熟的粒细胞2（早幼粒、中幼粒、晚幼粒）	图3-94,图5-48
RET Interference	网织红细胞数据显示高体积标准偏离和比成熟红细胞高光散射,显示 Abnomal Retic Pattern 信息。它只出现在研究数据窗口	图2-167,图2-168
Low Opacity LY	分类数据在淋巴细胞区存在有低体积（不透明性）群。它只出现在研究数据窗口	
Low Plt Interference	在直方图底端,有血小板干扰(电噪声,小血小板)它只出现在研究数据窗口。它与 Plt R 联合出现	图4-11,图4-12
Low Volume LY	分类数据显示在淋巴细胞区有独立的小细胞群存在。它只出现在研究数据窗口	
Low Volume WBC	网织红细胞数据显示高光散射,小体积特性,与小 WBC 一致。显示 Abnormal Retic Pattern 信息。它只出现在研究数据窗口	
Low Event #	在分类时,少于 800 个 WBC 信号计数	
LY Blast	怀疑存在原始的淋巴细胞	图5-35,图5-36
MO Blast	怀疑存在原始单核细胞	图5-21,图5-22
NE Blast	怀疑存在原始粒细胞	图5-1,图5-2
NRBC	有核红细胞	图2-153,图2-154
Platelet Clumps	PLT、WBC、RBC 直方图混有血小板聚块、破碎红细胞或小红细胞	图 2-114, 图 2-115, 图 4-50
RBC Interference	MCV<40fl,怀疑红细胞出现干扰	
Red Cell Agglutination	怀疑红细胞聚集, MCV 远 > 110fl, 且 MCHC 远>400g/L	图2-188,图2-189

续表

怀疑性警示信息	含　义	参考图
Sickle	网织红细胞数据模式显示高体积标准偏离。高体积意味着成熟红细胞和网织红细胞。异常的网织信息显示。此信息只出现在研究数据窗口	
ThaLassemia	网织红细胞数据模式显示高光散射,低体积细胞群与红细胞不完全溶解相一致。显示异常的网织信息。此信息只出现在研究数据窗口	
variant LY	异型淋巴细胞	图 3-110,图 3-114
Verify Diff	复核分类,当此信息出现时,R 出现于 DIF、F% 和 DIFF#。根据实验室规程核对分类结果	
Verify Retic	RET%、RET#、IRF、MRV、MSCV、HLR%、HLR#将显示 R,根据实验室规程核对网织红细胞结果	
WBC Exceeds Linearity	此消息与血小板 R 警示相联出现	

附表3-2　Beckman-Coulter LH-750 血细胞分析仪常见的限定性警示

内容	含　义	参考图
Anemia	贫血:RBC 或 HGB 低于正常下限	图 2-31,图 2-32
Anisocytosis	红细胞大小不一:RDW 高于正常上限	图 2-23,图 2-24
Basophilic	嗜碱性粒细胞增多:BA% 或 BA#高于正常上限	图 3-35
Eosinophilia	嗜酸性粒细胞增多:EO% 或 EO#高于正常上限	图 3-27
H&H Check Failed	H&H 复核失败:HCT<(Hgb * 3−3)或 HCT>(Hgb * 3+3)	
Hypochonmia	血红蛋白含量低:MCH 低于正常下限	图 2-32,图 2-33
Large Platelets	大血小板:MPV 高于正常上限	图 4-6,图 4-10
Leucopenia	白细胞减少:WBC 低于正常下限	

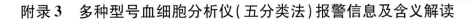

续表

内容	含　义	参考图
Leukocytes	白细胞增多:WBC 高于正常上限	图 3-165,图 3-166
Lypho ρ enia	淋巴细胞减少:LY#或 LY% 低于正常下限	
Ly ρ hocytosis	淋巴细胞增多:LY#或 LY% 高于正常上限	图 3-41
Macrocytosis	大红细胞症:MCV 高于正常上限	图 2-11,图 2-17
Microcytosis	小红细胞症:MCV 低于正常下限	图 2-7,图 2-9
Monocytosis	单核细胞增多:MO% 或 MO#高于正常上限	图 3-53
Neutropenia	中性粒细胞减少:NE% 或 NE#低于正常下限	
Neutroplilia	中性粒细胞增多:NE% 或 NE#高于正常上限	图 3-5
Pancytopenia	三系下降:WBC、RBC、PLT 低于正常下限	
Reticulocytosis	网织红细胞增多:RET#或 RET% 高于正常上限	图 2-170
Small Platelets	小血小板:MPV 低于正常下限	图 4-13,图 4-14
Thrombocytopenia	血小板减少:PLT 低于正常下限	图 4-41,图 4-42
Thrombocytosis	血小板增多:PLT 高于正常上限	图 4-47,图 4-48

附表3-3　Mindray BC-6800 白细胞分类或形态异常的相关报警、意义及判断标准
WBC 报警信息

信息	意义	判断准则	参考图
白细胞散点图异常	白细胞散点图异常	DIFF 通道或 BASO 通道分布异常	
有核红细胞散点图异常	有核红细胞散点图异常	NRBC 通道分布异常	
中性粒细胞减少	中性粒细胞计数偏低	Neu#<设定值	
中性粒细胞增加	中性粒细胞计数偏高	Neu#>设定值	图 3-4,图 3-5
淋巴细胞减少	淋巴细胞计数偏低	Lym#<设定值	
淋巴细胞增加	淋巴细胞计数偏高	Lym#>设定值	图 3-40,图 3-41
单核细胞增加	单核细胞计数偏高	Mon#>设定值	图 3-52
嗜酸性粒细胞增加	嗜酸性粒细胞计数偏高	Eos#>设定值	图 3-23

续表

信息	意义	判断准则	参考图
嗜碱性粒细胞增加	嗜碱性粒细胞计数偏高	Bas#>设定值	图3-33
白细胞减少	白细胞计数偏低	WBC<设定值	
白细胞增多	白细胞计数偏高	WBC>设定值	图3-165,图3-166
出现有核红细胞	NRBC通道检出有核红细胞	NRBC%>1/100WBC	图2-149,图2-150
原始细胞?	可能存在原始细胞	在散点图上发现原始细胞特征	图5-1,图5-2
异常淋巴细胞/原始细胞?	可能存在异型淋巴细胞或不典型淋巴细胞或原始细胞	在散点图上发现异常淋巴细胞/原始细胞特征	图3-116,图3-117,图5-43,图5-47
未成熟粒细胞?	可能存在幼稚的粒细胞	在散点图上发现未成熟粒细胞特征	图5-95,图5-96
核左移?	可能存在左移现象	在散点图上发现核左移特征	图3-6,图3-11
异型淋巴细胞?	可能存在异型淋巴细胞	在散点图上发现异型淋巴细胞特征	图3-118,图3-119
有核红细胞?	可能存在有核红细胞	在散点图上发现有核红细胞特征	图2-153,图2-154
抗溶红细胞?	可能存在红细胞抗溶现象	对散点图特征/计数参数进行计算和比较	图2-130

附表3-4 Mindray BC-6800 红细胞/血红蛋白相关报警、意义和判断标准

信息	意义	判断标准	参考图
红细胞直方图异常	红细胞直方图出现异常	红细胞直方图分布异常	图2-117,图2-120
红细胞双峰	红细胞双峰分布	红细胞直方图出现2个或两个以上的波峰	图2-25,图2-26
网织红细胞散点图异常	网织红细胞散点图出现异常	RET通道散点图分布异常	
有核红细胞散点图异常	有核红细胞散点图出现异常	NRBC通道散点图分布异常	

续表

信息	意义	判断标准	参考图
出现有核红细胞	提示可能存在有核红细胞	NRBC>设定值	图 2-152,图 2-156
有核红细胞?	提示可能存在有核红细胞	DIFF 散点图中发现有核红细胞分布特征	图 2-152,图 2-156
网织红细胞增多	网织红细胞计数偏高	Ret%>设定值或 Ret# >设定值	图 2-168
红细胞大小不均	红细胞大小不均	RDW-CV >设定值或 RDW-CD>设定值	图 2-15,图 2-20
小细胞性红红胞	红细胞体积偏小	MCV<设定值	图 2-5,图 2-6
大细胞性红红胞	红细胞体积偏大	MCV>设定值	图 2-19,图 2-20
低色素性	低色素	MCHC<设定值	图 2-29,图 2-30
贫血	贫血	HGB<设定值	图 2-31,图 2-32
红细胞增多	红细胞计数偏高	RBC>设定值	图 2-181,图 2-182
红细胞凝集?	可能存在红细胞凝集现象	RBC 直方图及对应的参数结果异常	图 2-189,图 2-190
浑浊/HGB 干扰?	可能存在血红蛋白异常或干扰	对特殊分析参数进行计算和比较	图 2-193
缺铁性?	可能存在缺铁性贫血	对特殊分析参数进行计算和比较	
碎片?	可能存在红细胞碎片	直方图和散点图中发现碎片特征	图 2-109,图 2-110

附表 3-5 　**Mindray BC-6800 血小板相关报警、意义和判断标准**

信息	意义	判断准则	参考图
血小板增加	血小板显著增加	PLT>设定值	图 4-47,图 4-48
血小板减少	血小板显著减少	PLT<设定值	图 4-41,图 4-42
血小板分布异常	血小板直方图分布异常	血小板直方图异常	
血小板聚集?	可能有血小板聚集	对特殊分析参数进行计算和比较	图 4-49,图 4-50

附表 3-6　**Pentra ABX 血细胞分析仪白细胞相关报告提示信息**

WBC 相关病理提示信息	原因分析	参考图
白细胞增多	白细胞计数值大于白细胞计数值参考范围上限	图 3-166,图 3-167
白细胞减少	白细胞计数值小于白细胞计数值参考范围下限	
淋巴细胞增多	LYM#大于 LYM#上限或 LYM 百分数大于 LYM 百分数上限	图 3-136,图 3-137
淋巴细胞减少	LYM#小于 LYM#下限或 LYM 百分数小于 LYM 百分数下限	
中性粒细胞增多	NEU#大于 NEU#上限或 NEU 百分数大于 NEU 百分数上限	图 3-5,图 3-17
中性粒细胞减少	NEU#小于 NEU#下限或 NEU 百分数小于 NEU 百分数下限	
嗜酸性粒细胞增多	EOS#大于 EOS#上限或 EOS 百分数大于 EOS 百分数上限	图 3-23,图 3-27
髓细胞血症	NEU 百分数大于 NEU 百分数上限且 LIC#大于 LIC#上限	
未成熟大细胞	LIC#大于 LIC#上限或者 LIC 百分数大于 LIC 百分数上限	图 5-39,图 5-40
不典型淋巴细胞	ALY#大于 ALY#上限或者 ALY 百分数大于 ALY 百分数上限	图 5-53,图 5-55
核左移	MN 或 NL 和 RN	图 3-9,图 3-11
有核红细胞	LI 或 LI1	
单核细胞增多	MON#大于 MON#上限或者 MON 百分数大于 MON 百分数上限	图 3-49
嗜碱性粒细胞增多	BASO#大于 BASO#上限或者 BAS 百分数大于 BAS 百分数上限	图 3-32
各类血细胞减少	WBC 小于 WBC 下限,并且 RBC 小于 RBC 下限,并且 PLT 小于 PLT 下限	
未成熟细胞	BASO#大于 BASO#上限,LIC#大于 LIC#上限,并且出现 Rm 报警信号	图 5-95,图 5-96

附表 3-7　Pentra ABX 血细胞分析仪红细胞相关报告提示信息

RBC 相关病理提示信息	原因分析	参考图
红细胞增多	RBC 值大于 RBC 值上限	图 2-179,图 2-180
冷凝集	MCHC 值大于 MCHC 值上限	图 2-189
贫血	HGB 值小于 HGB 参考范围下限	
大红细胞症	MCV 值大于 MCV 值上限	图 2-13,图 2-14
小红细胞症	MCV 值小于 MCV 参考范围下限	图 2-7,图 2-8
红细胞大小不等症	RDW 值大于 RDW 值上限	图 2-25,图 2-26
血红蛋白含量过少	MCHC 值小于 MCHC 参考范围下限	图 2-29,图 2-30
异型红细胞病	MCHC 值大于 MCHC 值上限或者 MCHC 值小于 MCHC 参考范围下限,并且 RDW 值大于 RDW 值上限	图 2-49,图 2-50

附表 3-8　Pentra ABX 血细胞分析仪血小板相关报告提示信息

血小板相关病理提示信息	原因分析	参考图
血小板增多	血小板计数值大于血小板计数值病理范围上限	图 4-47,图 4-48
血小板减少	血小板计数值小于血小板计数值病理范围下限	图 4-41,图 4-42
裂红细胞	在曲线上,RBC 和 PLT 之间没有界限	图 2-107,图 2-109
小细胞	在血小板曲线的开端有小细胞	
血小板聚集	条件 1:PLT<150×10⁹/L+WBC 拒绝 NO+PDW>20 或者 NO+MPV>10 或者 NO+PLT<150×10⁹/L 或者 NO+WBC 拒绝 L1 or LL1+PDW>20 或者 L1 or LL1+MPV>10 或者 L1 or LL1+PLT<150×10⁹/L	图 4-53,图 4-54
有核红细胞	条件 2:LL 或者 WBC 拒绝+LL1 或者 WBC 拒绝+LL1	图 2-153,图 2-154
血小板聚集	不满足条件 1 和 2	图 4-51,图 4-52
有核红细胞	并且有 L1 或 LL1 或 WBC 拒绝	图 2-153,图 2-154
大血小板	MPV>11fl	图 4-9,图 4-10

附表3-9 Pentra ABX 血细胞分析仪网织红细胞相关报告提示信息

网织红细胞相关病理报警信号	原因分析	参考图
网织红细胞增多	RET#大于 RET#上限或 RET 百分数大于 RET 百分数上限	图2-167,图2-168
网织红细胞减少	RET#小于 RET#下限或 RET 百分数小于 RET 百分数下限	
未成熟的网织红细胞	IMM 值大于 RET IMM 值上限	

附表3-10 Siemens ADVIA 2120 常见的白细胞检测相关的形态学报警

英文代码	报警信息中文含义	触发标准	参考图
LS	核左移	BASO d/D<0.15 且％NEUT≥30%	图3-10,图3-11
ATYP	异型淋巴细胞	％LUC≥4.5 且％LUC≥(％BLAST +1.5)	图3-112,图3-113,图3-118
BLASTS	原始细胞	1. ％BLASTS 1.5% ~ 5.0% 且％LUC≥4.5% 2. ％BLASTS>5.0% WBCB 3. ％BASO+％BASO Susp+％BASO Sat≥10%	图5-3,图5-4,图5-13,图5-14
IG	未成熟粒细胞	[(％NEUT+％EOS)−％PMN]≥5.0%	图5-11,图5-12,图5-46,图5-48
MPO-D (MO)	髓过氧化物酶缺陷症	[％PMN−(％NEUT+％EOS)]≥25,无 NRBC 报警且存在有效 MN-PMN 波谷(d/D≥0.15)	图3-80,图3-81,图3-82,图3-83,图3-84,图3-85

注:表中凡是标注有1、2、3等罗列条件时,只要满足其中之一即可触发报警

附表3-11 Siemens ADVIA 2120 常见的红细胞检测相关的形态学报警

英文代码	报警信息中文含义	触发标准	参考图
ANISO	红细胞大小不均	RDW≥16%	图2-21,图2-22
MICRO	小红细胞	％MICRO≥2.5%	图2-5,图2-6
MACRO	大红细胞	％MACRO≥2.5%	图2-15,图2-16
HCVAR	HGB 浓度差异	HDW≥3.4g/dl	图2-49 ~ 图2-54

续表

英文代码	报警信息中文含义	触发标准	参考图
HYPER	血红蛋白浓度过高	%HYPER≥4%	图2-35~图2-42
HYPO	血红蛋白浓度过低	%HYPO≥4%	图2-29~图2-34
RBCF	红细胞碎片	RBCF>100 000/μl	图2-108,图2-110
RBCG	影红细胞	RBCG>100 000/μl	图2-114,图2-115
NRBC	有核红细胞	1. WBCu≥3000/μl 且%nRBC ≥2.0%(#nRBC/100WBC); 2. #nRBC≥200/μl	图2-149,图2-152

注:表中凡是标注有1、2、3等罗列条件时,只要满足其中之一即可触发报警

附表3-12 Siemens ADVIA 2120 常见的血小板检测相关的形态学报警

英文代码	报警信息中文含义	触发标准	参考图
PLT-CLM	血小板凝集	聚集计数>150	图4-51,图4-52
LPLT	大血小板	%LPLT>10%PLT	图4-7,图4-8
PLT-NO	血小板噪声	1. Perox%噪声>60%; 2. WBCP 与 WBCB 结果一致(无WBCCE 报警),且[(%NEUT+%EOS)–%PMN]的结果在0~7.5,则不设置报警	
NRLPLT	可疑大血小板干扰	LPLT>4×10⁴/ml	图4-7,图4-8

注:表中凡是标注有1、2、3等罗列条件时,只要满足其中之一即可触发报警

附表3-13 Sysmex IP 报警信息之白细胞报警相关信息及含义

IP 报警信息	中文含义	检测通道	判断方式/公式	参考图
WBC Abn Scattergram	白细胞散点图异常	DIFF	DIFF 散点图	
NRBC Abn Scattergram	有核红细胞散点图异常	NRBC	有核红细胞散点图	
Neutropenia	中性粒细胞数减少	DIFF	NEUT#<1.0×10⁹/L	

续表

IP 报警信息	中文含义	检测通道	判断方式/公式	参考图
Neutrophilia	中性粒细胞数增加	DIFF	NEUT#>11.0×10⁹/L	图 3-5,图 3-167
Lymphopenia	淋巴细胞数减少	DIFF	LYMPH # < 0.8 × 10⁹/L	
Lymphocytosis	淋巴细胞数增加	DIFF	LYMPH # > 4.0 × 10⁹/L	图 3-40,图 3-45
Monocytosis	单核细胞数增加	DIFF	MONO#>1.0×10⁹/L	图 3-52,图 3-53
Eosinophilia	嗜酸性粒细胞数增加	DIFF	EO#>0.7×10⁹/L	图 3-27,图 3-30
Basophilia	嗜碱性粒细胞数增加	BASO	BASO#>0.2×10⁹/L	图 3-35,图 3-37
Leukocytopenia	白细胞数减少	BASO	WBC<2.5×10⁹/L	
Leukocytosis	白细胞数增加	BASO	WBC>18.0×10⁹/L	图 3-167,图 3-168
NRBC present	有核红细胞出现	NRBC	NRBC>2.0/100WBC	图 2-152,图 2-153
IG present	幼稚粒细胞出现	DIFF	IG#>0.1×10⁹/L	图 5-39,图 5-48
白细胞怀疑信息				
Blasts?	原始细胞出现?	DIFF,IMM	DIFF,IMM 散点图	图 5-5,图 5-6
Immature Gran?	未成熟粒细胞?	DIFF,IMM	DIFF,IMM 散点图	图 5-95,图 5-96
Left Shift?	核左移?	DIFF,IMM	DIFF,IMM 散点图	图 3-7,图 3-12
Atypical Lympho?	异形淋巴细胞?	DIFF	DIFF 散点图	图 3-110 ~ 图 3-121,图 3-130,图 3-131
Abn Lympho/L-Blasts?	异常淋巴/原始淋巴?	DIFF,IMM	DIFF,IMM 散点图	图 5-35,图 5-36,图 5-61 ~ 图 5-68
NRBC?	有核红细胞出现?	DIFF	DIFF 散点图	图 2-151,图 2-152
RBC Lyse resistance?	难溶性红细胞?	DIFF/BASO	DIFF/BASO 散点图	图 2-204

附表 3-14　Sysmex IP 报警信息之红细胞报警相关信息及含义

IP 报警信息	中文含义	检测通道	判断方式/公式	参考图
RBC Abn Distribution	红细胞直方图分布异常	RBC	红细胞直方图	图 2-71,图 2-85,图 2-89,图 2-103
Dimorphic Population	红细胞双峰分布	RBC	红细胞直方图	图 2-21,图 2-23,图 2-26,图 2-30
Anisocytosis	红细胞大小不均	RBC	RDW-SD>65 fl 或 RDW-CV>20%	图 2-21,图 2-23,图 2-26,图 2-30
Microcytosis	小红细胞增多	RBC	MCV<70fl	图 2-5,图 2-9
Macrocytosis	大红细胞增多	RBC	MCV>110fl	图 2-13,图 2-18
Hypochromia	低色素性	HGB	MCHC<290g/L	图 2-31,图 2-32
Anemia	贫血	HGB	HGB<100g/L	图 2-30,图 2-39
Erythrocytosis	红细胞增多	RBC	RBC>6.5×10^{12}/L	图 2-181,图 2-182
红细胞怀疑信息				
RBC Agglutination	红细胞聚集	RBC	MCHC、MCH、RBC	图 2-185,图 2-188
Turbility/HGB Interference?	浑浊/HGB 干扰	RBC	MCHC>365g/L	图 2-195,图 2-196
Iron Deficiency?	缺铁性贫血	RBC	MCHC、HGB、RDW	图 2-33,图 2-34
HGB Defect?	HGB 缺陷	RBC	HGB、RBC	
Fragments?	红细胞碎片	RBC/RET	RDW-SD、PU、MPSLUG、MCV、MCHC、RL	图 2-107,图 2-108,图 2-109,图 2-115

附表 3-15　Sysmex IP 报警信息之血小板及网织红细胞报警相关信息及含义

IP 报警信息	中文含义	检测通道	判断方式/公式	参考图
PLT Abn Scattergram	血小板散点图异常	RET	PLT-O 散点图	
PLT Abn Distribution	血小板直方图异常	PLT	血小板直方图	

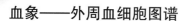
续表

IP 报警信息	中文含义	检测通道	判断方式/公式	参考图
Thrombocytopenia	血小板减少	PLT、RET	PLT<6.0×10^{10}/L	图 4-41,图 4-42
Thrombocytosis	血小板增多	PLT、RET	PLT>6.0×10^{11}/L	图 4-47,图 4-48
血小板异常怀疑信息				
PLT Clumps?	血小板聚集	DIFF、IMI、NRBC、PLT	DIFF 散点图、IMI 散点图、NRBC 散点图	图 4-49,图 4-50,图 4-55,图 4-56
PLT Clumps(S)	血小板聚集	PLT	PDW、PL、PU	图 4-53,图 4-54
网织红细胞异常报警信息				
Reticulocytosis	网织红细胞增多	RET	RET>5.0% 或 RET#>0.2×10^{12}/L	图 2-167,图 2-168
RET Abn Scattergram	网织红细胞散点图异常	RET	RET 散点图	

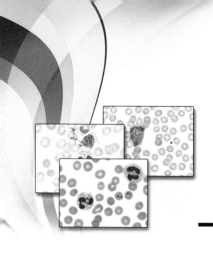

附录4 ICSH推荐的外周血细胞形态特征命名和分级标准化的建议

ICSH于2015年发表文献,推荐的外周血细胞形态特征命名和分级标准化的建议,有关细胞形态及分级标准(附表4-1)。

附表4-1 细胞形态学分级表(Morphology Grading Table)

cell name	细胞名称	分级标准(grading system)		
RBC 红细胞		Few/1+	Mod/2+,%	Many/3+,%
anisocytosis	红细胞大小不均	N/A	11~20	>20
macrocytes	大红细胞	N/A	11~20	>20
oval macrocytes	椭圆形的大红细胞	N/A	2~5	>5
microcytes	小红细胞	N/A	11~20	>20
hypochromic cells	低色素性红细胞	N/A	11~20	>20
polychromasia	嗜多色性	N/A	5~20	>20
acanthocytes	棘形红细胞	N/A	5~20	>20
bite cells	咬痕细胞	N/A	1~2	>2
blister cells	泡状细胞	N/A	1~2	>2
echinocytes	刺形红细胞	N/A	5~20	>20
elliptocytes	椭圆形红细胞	N/A	5~20	>20
irregularly contracted cells	不规则收缩形红细胞	N/A	1~2	>2
ovalocytes	椭圆形红细胞	N/A	5~20	>20
schistocytes	裂红细胞	<1%	1~2	>2
sickle cells	镰形红细胞	N/A	1~2	>2

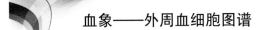
续表

cell name	细胞名称	分级标准（grading system）		
spherocytes	球形红细胞	N/A	5~20	>20
stomatocytes	口形红细胞	N/A	5~20	>20
target cells	靶形红细胞	N/A	5~20	>20
teardrop cells	泪滴形红细胞	N/A	5~20	>20
basophilic stippling	嗜碱性点彩红细胞	N/A	5~20	>20
howell-Jolly bodies	豪焦小体	N/A	2~3	>3
pappenheimer bodies	帕彭海默小体（含铁小体）	N/A	2~3	>3
WBC	白细胞			
dohle bodies	杜勒小体	N/A	2~4	>4
vacuolation（neutrophil）	空泡变性（中性粒细胞）	N/A	4~8	>8
hypogranulation（neutrophil）	乏颗粒（中性粒细胞）	N/A	4~8	>8
hypergranulation（neutrophil）	多颗粒（中性粒细胞）	N/A	4~8	>8
platelets	血小板			
giant Platelets	巨血小板	N/A	11~20	>20